U0308724

编 委 会

医院纪法100问

任 格 主 编 ｜ 田家政 巫竹君 李俊涛 王彦然 等 副主编

四川人民出版社

图书在版编目（ＣＩＰ）数据

医院纪法100问 / 任格主编；田家政等副主编. ——
成都：四川人民出版社，2024.6（2024.11重印）
ISBN 978-7-220-13692-4

Ⅰ.①医… Ⅱ.①任…②田… Ⅲ.①医院—纪律检
查—中国—问题解答 Ⅳ.①R197.32-44

中国国家版本馆CIP数据核字（2024）第111433号

YIYUAN JIFA 100 WEN
医院纪法100问

任格 主编　田家政等 副主编

出 版 人	黄立新
责任编辑	邓泽玲
装帧设计	张迪茗
责任校对	吴 玥
责任印制	祝 健

出版发行	四川人民出版社（成都市三色路238号）
网　　址	http://www.scpph.com
E-mail	scrmcbs@sina.com
新浪微博	@四川人民出版社
微信公众号	四川人民出版社
发行部业务电话	（028）86361653　86361656
防盗版举报电话	（028）86361661
照　　排	四川胜翔数码印务设计有限公司
印　　刷	四川华龙印务有限公司
成品尺寸	180mm×200mm
印　　张	13.5
字　　数	178千
版　　次	2024年6月第1版
印　　次	2024年11月第5次印刷
书　　号	ISBN 978-7-220-13692-4
定　　价	88.00元

前　言

近年来，医疗领域的腐败问题引起了社会的广泛关注。一些公立医院的负责人、医务人员，甚至是医疗界的知名专家因腐败行为被查处，这些事件令人深感痛心，同时也向社会传递了一个明确的信号：医疗腐败将受到严厉的惩处。

腐败是一个长期存在的社会现象，发生在医院的腐败更容易引发关注。在公众心目中，白大褂象征着纯洁和神圣，任何形式的腐败都是不可容忍的。面对医疗腐败，我们不能容忍任何的污点，必须采取坚决措施，维护医疗行业的风清气正。

2022年，四川省人民医院纪委成立课题组，系统研究了全国2013年至2022年发生在公立医院的1517个腐败案件，面对面访谈了上百名办理公立医院案件的纪委监委办案人员、检察官、法官，出版了国内第一本系统研究公立医院腐败问题治理的专著——《公立医院一体推进"三不腐"机制研究》。课题组在研究中发现，导致公立医院腐败案件多发频发的原因是多方面的，既有市场经济因素、医疗行业因素，也有制度监管因素、惩戒力度因素和个人主观因素。

要改变公立医院腐败问题滋生的"气候"和"土壤"，需要做好顶层设计、加大改革力度、强化协同配合，也需要医院工作人员加强自身修养、提升纪法意识。我们欣喜地看到，在全国医药领域腐败问题集中整治工作中，各地各部门坚持问题导向，多措并举，正积极构建预防腐败的长效机制。

然而，"重业务、轻纪法"的现象在医疗行业仍然普遍存在，医务人员因深陷日常诊疗工作的繁杂与紧迫，对于党纪国法的学习与理解往往被置于次要地位，这种忽视导致他们在面对复杂的职业情境时，纪法意识薄弱，行动上易偏离规范轨道。

由于不明纪、不知法导致的违纪违法行为时有发生。有的医务人员把回扣当成正常劳动所得，有的认为科研经费就是自己可以随意支出的费用，甚至有医院管理者在被监察机关采取留置措施后还以为自己可以随时回归日常生活。这些现象，暴露出部分医院在纪法教育上的缺失与无力，亟待补强。

鉴此，《医院纪法100问》一书应运而生。本书结合作者工作实践，对几千名医务人员、医院管理者进行问卷调查、访谈，梳理出医务人员、医院管理者易发多发的违纪违法点位100个，用图画＋文字解说的形式对其进行专业的纪法解读，着力打造医疗行业第一本纪法科普读物，期待其成为医院工作人员感兴趣的纪法知识枕边书、工具书。

诚然，编纂过程中难免存在局限与瑕疵，恳请广大读者不吝赐教。让我们共同努力，为提升医院工作人员纪法意识、净化行业风气、推动健康中国建设贡献力量。

序　言

拜读任格兄团队大作《医院纪法100问》，虽为千里相识、网络相会，然则，与其文、与其思、与其人，相见恨晚！

我俩分别为健康政策、纪检监察等不同战线的奋斗者，都打心眼里希望医患之间权益守住、医疗行业风清气正、医药产业创新者赢。为了实现这一中长期目标，我们需要在查处大案要案以形成"不敢腐"强力震慑的基础上，注重加强纪法教育以形成"不想腐"的医院文化，同时注重深化医药卫生体制改革以形成"不能腐"长效机制——对于制度建设，任格兄团队的上一本大作《公立医院一体推进"三不腐"机制研究》已经对此进行了系统论述，并得到决策层有关领导的认可。

令人意想不到的是，继上次任格兄对于顶层设计提出建言，并用理论与数据进行有力论证之后，他这次又在一个极具实际性的领域——为每一位医务工作者撰写一部"遵纪守法的操作手册"上做出了贡献。在除旧立新的制度变革、文化转型的历史关头，相信这100个问答，定会成为广大医院管理者、一线医护人员，以及医院医保、财务、药事、设备等职能部门人员厘清"合法合规"与"违法违规"之间边界的指南与标尺！

作为"医疗医药反腐倡廉长效机制"这一部委委托课题的牵头人，笔者自2022年介入这一领域政策研究以来，深感医疗、医药、医保"三医"腐败的敏感性、长期性、复杂性，也深感党中央决策部署、十余部委推进医药领域腐败问题集中整治的战略定力、战术巧力、战果威力。从 2023 年 7 月到 2024 年 6 月，一年期的集中整治绝非终点！要想巩固反腐战果，必须在医—患、医—药、医—科、医—信等诸多领域都能完成合规转型。如果说"反腐"讲的是"不能做什么"，"合规"则是"必须做什么"。

然而，持续合规的压力同阻力都无比巨大！笔者认为，只有"同向合规"才能防止先进者担心"鞭打快牛"、落后者把先进者"拉下水"，只有"同等合规"才能防止有人利用跨行业、跨部门、跨层级"制度差"违规套利，只有"同心合规"才能防止监管对象同监管者玩"猫鼠游戏"甚至大搞"监管博弈"。要想实现同向合规、同等合规、同心合规，势必要在医疗界凝聚高度共识——本书正是对入院新员工、转岗老员工以及"关键少数""高廉政风险"等岗位塑造"合规观"的独创一招。

通读全书，对公立乃至社会办医疗机构的医疗从业者而言，可谓无所不包。可以说，选题设置高度凸显问题导向，漫画场景高度符合需求导向，纪法宣讲高度追求结果导向：

医疗行风问题：涵盖收红包、开飞刀、转外购药、"插队"诊疗、胎儿性别鉴定、手术直播泄露隐私等"医患关系"典型纠纷；

医药腐败问题：涉及"定制式"招标、收受企业"干股"、供应商捐赠设备搭售耗材、参加医疗/医药学术会议与出国旅游等等"医企关系"常见风险；

医保侵占问题：结合国家医保局近几年连续打击欺诈骗保专项整治，谈及套取医保资金、协助骗保、篡改检查报告等等法纪解析；

单位内部问题：结合近年来常见的违规违纪行为，重申设立小金库、人情化职称评审、虚报冒领科研经费、师生/同事间不正当关系、担任学协会负责人强行摊牌任务等等"同行关系"易腐领域。

需要说明的是，"党纪严于国法""医学誓言高于公民准则"。无论是身为中共党员的医务人员，还是作为"生命相托，健康所系"的庄严宣誓者，都不应该以"法无禁止即可为"为借口，豁免自身模范守法、严格守规的责任。作为各级各类公立医疗机构的管理者，更应当忠实履行党和人民委托的医疗机构代理管理责任。

最后，希望向阅读本书的师友澄清：医疗/医药反腐从来不缺新政策、新禁令，而是缺抓落实的行动力、创造力！无论是医生参加学术会议领取劳务费标准的"六个应当""六个严禁"，还是本书提到的《中国共产党纪律处分条例》《刑法》《医师法》等党纪国法，以及《卫生计生单位接受公益事业捐赠管理办法（试行）》等行业规定，都把"高压线"的技术标准划得清清楚楚，都把"触电"的严重后果讲得明明白白。

下一步，在常态化监管时期，我们不一定需要以案件数、案件额作为最高指标，而是需要破解外部监督力量面临的"见而未管""查而未罚""以罚代管"的困境。我们甚至不再需要创设新的制度框架，而是需要破解以下反腐倡廉的"元命题"——

一是界定何为"腐败"。过去20年医疗医药行风建设与反腐整治规律告诉我们，无论是在医疗业务链/医药产业链的上游（研发环节）、中游（生产环节）、下游（流通环节）还是末端（报销环节）都受贪腐之风侵蚀。笔者带领课题组通过梳理100多类典型腐败问题，总结出高通用性的"腐败三定律"：首先是受贿方必须直接或间接享有医药产品准入权，其次是行贿方必须将其行为与医药产品的销售量/销售额挂钩，最后是超出市场公允尺度。这一定律也可成为广大医务工作者的"护身符"与"警世钟"。

二是厘清如何"倡廉"。"治标"的反腐要靠高强度、高效能监管，"治本"的倡廉则要靠深化医药卫生体制改革。2024年是新医改实施15周年，本课题组梳理数千份医改文件、上百款医改政策，近年来提炼出的价格、支付、绩效、薪酬"四改联动"模式，不仅得到中央领导同志响应，也可作为广大医疗管理者、监督者提供构建反腐倡廉长效机制的路线图、工具箱。过去5年，在国务院医改领导小组秘书处的统筹协调下，在国家卫健委行风建设管理下，反腐合规已成为高可预期性的"正道""显学"。在国家医保局的锐意改革下，我国医药产品与医疗服务的价格改革、多元复合的医保支付方式改革已经取得显著成就。然而，我们更需要的是，各级卫健委、医保局、人社部、公立医院深入推进科学公允的绩效考核改革、人事薪酬改革！一方面，用绩效考核的"指挥棒"扭转公立医疗机构盲目追求与摊派创收/控费指标的过度逐利机制，另一方面，用人事薪酬改革将改革动力传导到每一位医疗工作者个体——如此"四改联动"，方可长治久安！

三是探索怎推"合规"。往大里讲，一定要为公立医疗机构回归公益性，构建内生的动力机制，从"要我改"转为"我要改"。为此，不仅要在明面上、法人层面斩断不法的"医—药"利益链条，更要为医疗机构、医务人员获得合规体面收入创设新机制、新模式。举例而言：在头部医疗机构探索"技术创新补医"（如：临床科研、专利转让），在腰部医疗机构探索"健康服务补医"（如：转型为康复、养老机构），在基层医疗机构探索"财政保障补医"。当然，也可以创设其他的合规专业、患者满意的"交叉补贴"模式，比如：国际医疗、医疗旅游、商保服务、数据服务，等等。

往小里讲，一方面，建议"医疗—医药"合规转型能够一体两翼推进，每一所公立医疗机构能借鉴国有大型企业经验，通过设置合规委员会、首席合规官（如：可由法律顾问转型）、纪检监察"纪委—医院"垂直管理、内审内控/运营管理部门专业化等机制，实现"合规账算得清""合规人扛得起""合规路走得稳"。另一方面，考虑到历史遗留问题过多，为保障医疗卫生体系稳定性，为防止污名化广大医务人员，建议对公立医疗机构主动配合监管、主动合规转型的，应当采取"奖励"而非"处罚"的态度，可借鉴最高人民检察院"合规不起诉"机制，由各级卫健委、医保局探索"合规转型减免处罚"机制，以形成"合规有甜头""慢改会吃亏"的鲜明预期，最终促使公立医疗机构间形成合规转型的比学赶超良好局面。

再贺名篇，以盼风行！

特此为序，以表敬意！

梁嘉琳

（作者为国务院医改领导小组秘书处"医疗医药反腐倡廉长效机制"课题组负责人，"健康国策2050"学术平台创办人）

目 录
CONTENTS

1. 红包是医患关系的"润滑剂"吗？

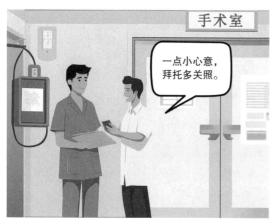

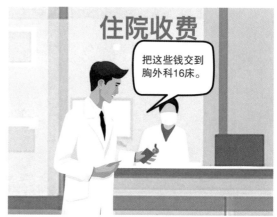

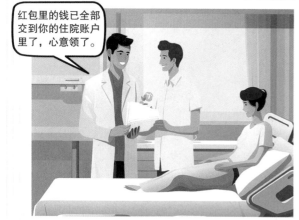

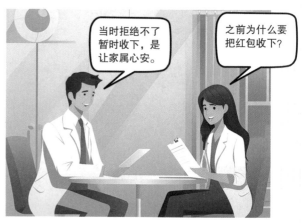

☪ 纪法解读

在医患关系中，红包不可能成为医护与患者之间的"润滑剂"，相反，它是干扰正常就医秩序的"绊脚石"，不仅加重病人经济负担，也影响医患关系、损害行业形象。

《医疗机构工作人员廉洁从业九项准则》(以下简称《九项准则》)规定："不准收受患方红包。"医务人员应该恪守医德、严格自律，拒收红包，树立良好医德医风，让"白衣天使"实至名归。

☪ 纪法依据

《中华人民共和国医师法》第五十六条　违反本法规定，医师在执业活动中有下列行为之一的，由县级以上人民政府卫生健康主管部门责令改正，给予警告，没收违法所得，并处一万元以上三万元以下的罚款；情节严重的，责令暂停六个月以上一年以下执业活动直至吊销医师执业证书：……（五）利用职务之便，索要、非法收受财物或者牟取其他不正当利益……

▶ 条文链接

《中国共产党纪律处分条例》第一百二十一条

《事业单位工作人员处分规定》第十九条

2. 可以随意"飞刀"吗?

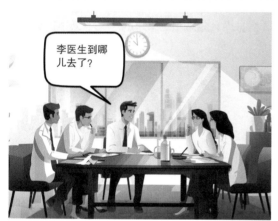

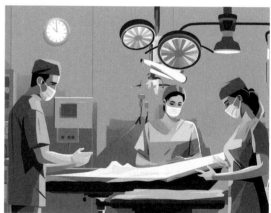

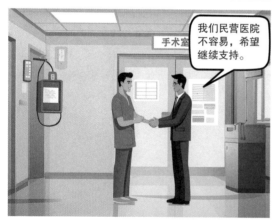

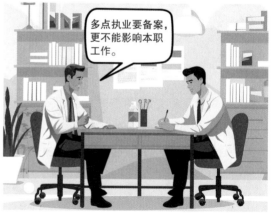

☪ 纪法解读

有媒体报道，"飞刀"之所以长期存在，是因为专家以个人身份来手术少了公对公的流程，减少了患者异地就医的麻烦，同时也满足了基层医院的学习需求。

然而"飞刀"之下，也面临不可忽视的风险。有的邀请医院没有给异地执业的医生备案，违反了《中华人民共和国医师法》等相关规定；甚至有个别医生为了追求更高的"飞刀"收入，耽误本职工作，造成不良影响，违反工作纪律。

☪ 纪法依据

《中华人民共和国医师法》第五十七条　违反本法规定，医师未按照注册的执业地点、执业类别、执业范围执业的，由县级以上人民政府卫生健康主管部门或者中医药主管部门责令改正，给予警告，没收违法所得，并处一万元以上三万元以下的罚款；情节严重的，责令暂停六个月以上一年以下执业活动直至吊销医师执业证书。

▶ 条文链接

《中国共产党纪律处分条例》第三十条、第一百四十九条

《事业单位工作人员处分规定》第十八条

3. 统方会"统"出娄子吗？

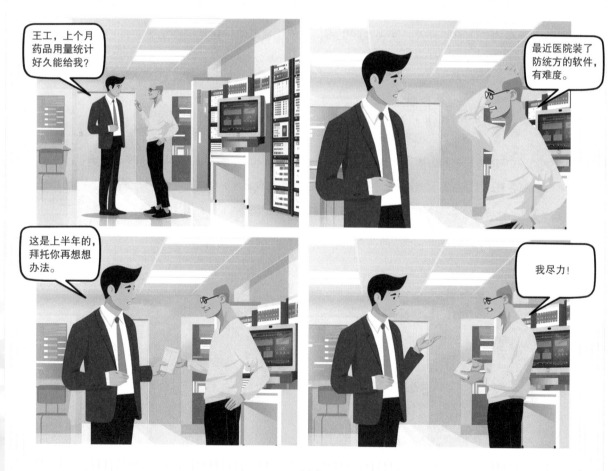

☆ 纪法解读

统方是医院正常的管理手段。为商业目的统方，是指为医药营销人员提供医生或科室一定时期内临床用药量信息，供其发放药品回扣的行为。从查处的案件情况看，违规统方行为在信息中心、药剂科的相关岗位发案较多。

《关于加强医疗卫生机构统方管理的规定》明确指出，不得以任何形式向医药营销人员、非行政管理部门或未经行政管理部门授权的行业组织提供医疗卫生人员个人或科室的药品、医用耗材用量信息，并不得为医药营销人员统计提供便利。在此，提醒广大医院工作人员，切不可为蝇头小利自毁前程，成为商业贿赂的"帮凶"。

☆ 纪法依据

《中华人民共和国刑法》第三百八十五条　国家工作人员利用职务上的便利，索取他人财物的，或者非法收受他人财物，为他人谋取利益的，是受贿罪。

……

▶ 条文链接

《中国共产党纪律处分条例》第二十九条

《事业单位工作人员处分规定》第十九条

《中华人民共和国公职人员政务处分法》第三十三条

《中华人民共和国刑法》第一百六十三条

4. 介绍患者院外购药违规吗？

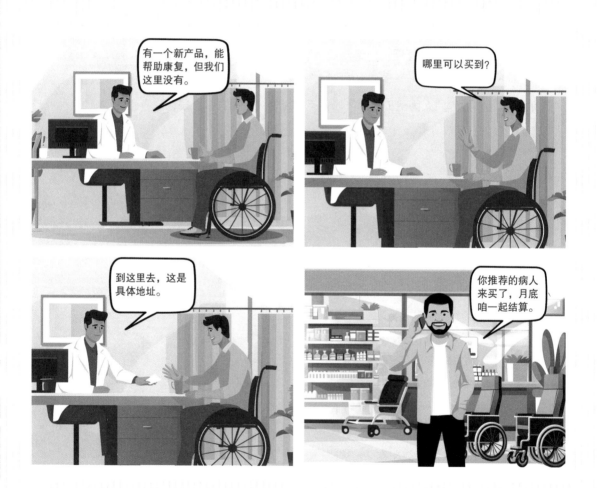

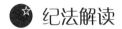 纪法解读

　　《九项准则》规定："除就诊医院所在医联体的其他医疗机构，和被纳入医保'双通道'管理的定点零售药店外，严禁安排患者到其他指定地点购买医药耗材等产品；严禁向患者推销商品或服务并从中谋取私利。"

　　因患者病情需要，医生可以推荐患者院外购买医药耗材等产品，但不得指定具体地点。介绍患者到院外购买医药耗材等产品并牟利属于受贿行为。

纪法依据

　　《事业单位工作人员处分规定》第十九条　有下列行为之一的，给予警告或者记过处分；情节较重的，给予降低岗位等级处分；情节严重的，给予开除处分：

　　（一）贪污、索贿、受贿、行贿、介绍贿赂、挪用公款的；

　　……

　　▶ 条文链接
《中国共产党纪律处分条例》第三十条
《中华人民共和国医师法》第五十六条

5. 让患者通过第三方平台挂号违规吗？

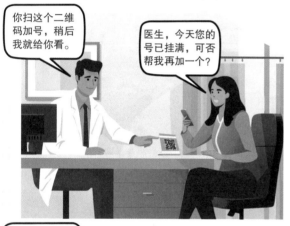

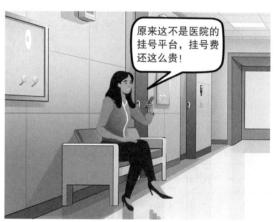

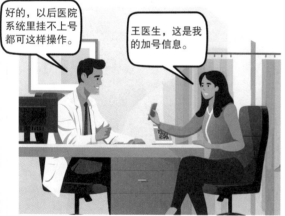

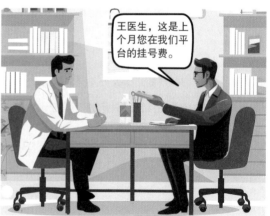

☆ 纪法解读

医生加号是指医生在完成当天放号患者诊疗的基础上，自愿占用自己的休息时间，延长工作时间，尽量满足患者的就诊需要而增加的挂号，可以在一定程度上缓解挂号难、看病难的问题。但极个别医生为了获取高额挂号费让患者通过第三方平台挂号，破坏了医院正常的诊疗秩序，加重了患者的负担，让职业奉献变了味道。

☆ 纪法依据

《事业单位工作人员处分规定》第十九条　有下列行为之一的，给予警告或者记过处分；情节较重的，给予降低岗位等级处分；情节严重的，给予开除处分；

......

（二）利用工作之便为本人或者他人谋取不正当利益的；

......

▶ 条文链接

《中国共产党纪律处分条例》第一百二十一条

《中华人民共和国医师法》第五十六条

6. 虚增医疗服务收费项目违反什么规定？

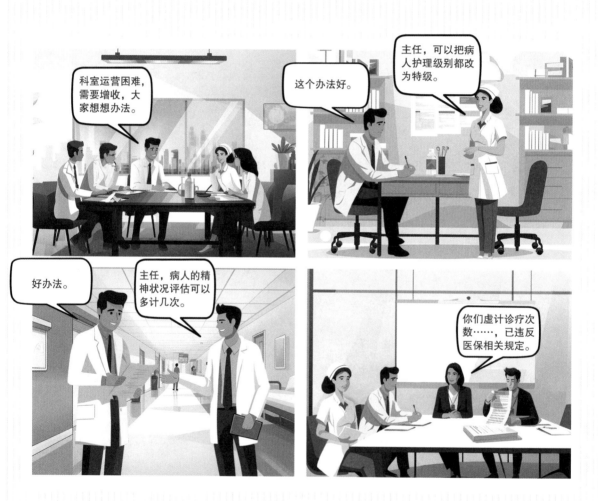

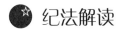 纪法解读

　　近年来，各级医保部门查处了一大批违规使用医保基金的案件。从通报的典型案例来看，有的重复收费、超标准收费、分解项目收费；有的串换药品、医用耗材、诊疗项目和服务设施等。上述违法违规行为有的是故意为之，有的是无心之举，但无论事出何因，均已违反《医疗保障基金使用监督管理条例》。

　　合理合规的医疗收入是持续提升优质医疗服务供给能力的重要保障。规范使用医疗保障基金，是定点医疗机构应有之责，也是相关从业人员的职业操守。

纪法依据

　　《医疗保障基金使用监督管理条例》第三十八条　定点医药机构有下列情形之一的，由医疗保障行政部门责令改正，并可以约谈有关负责人；造成医疗保障基金损失的，责令退回，处造成损失金额1倍以上2倍以下的罚款；拒不改正或者造成严重后果的，责令定点医药机构暂停相关责任部门6个月以上1年以下涉及医疗保障基金使用的医药服务；违反其他法律、行政法规的，由有关主管部门依法处理：（一）分解住院、挂床住院；（二）违反诊疗规范过度诊疗、过度检查、分解处方、超量开药、重复开药或者提供其他不必要的医药服务；（三）重复收费、超标准收费、分解项目收费；（四）串换药品、医用耗材、诊疗项目和服务设施；……

　　▶　条文链接
《中国共产党纪律处分条例》第三十条
《事业单位工作人员处分规定》第二十条
《中华人民共和国公职人员政务处分法》第四十一条

7. 出具虚假医学证明有什么后果？

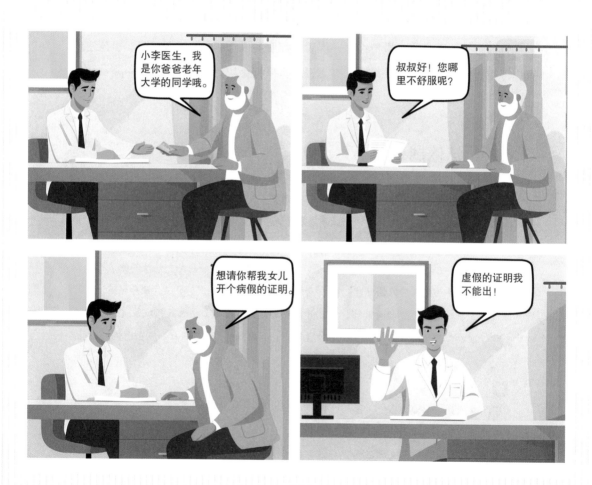

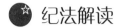 **纪法解读**

　　医学证明是包括疾病诊断、出院、出生、死亡等的证明文件，是休学休假、司法鉴定、保险索赔等的重要依据，具有法律效力。《中华人民共和国医师法》明确规定，医师签署有关医学证明文件，必须亲自诊查、调查，并按照规定及时填写病历等医学文书，不得隐匿、伪造、篡改或者擅自销毁病历等医学文书及有关资料。

　　出具虚假的医学证明，违规违纪、害人害己，情节严重的甚至构成犯罪。医务人员务必秉承科学、客观、严谨的态度出具各类医学证明，对患者负责、对自己负责、对医院负责。

纪法依据

　　《中华人民共和国医师法》第五十六条　违反本法规定，医师在执业活动中有下列行为之一的，由县级以上人民政府卫生健康主管部门责令改正，给予警告，没收违法所得，并处一万元以上三万元以下的罚款；情节严重的，责令暂停六个月以上一年以下执业活动直至吊销医师执业证书：……（二）出具虚假医学证明文件，或者未经亲自诊查、调查，签署诊断、治疗、流行病学等证明文件或者有关出生、死亡等证明文件；……

　　▶ 条文链接
　　《中国共产党纪律处分条例》第三十条
　　《事业单位工作人员处分规定》第十八条
　　《中华人民共和国刑法》第二百八十条、第三百零七条

8. 倒卖患者信息构成犯罪吗？

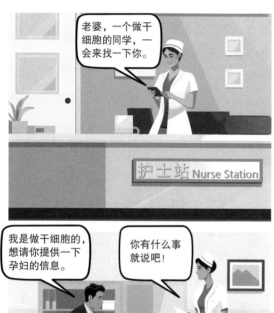

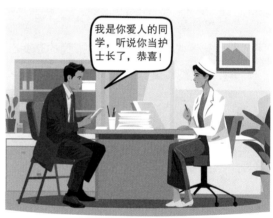

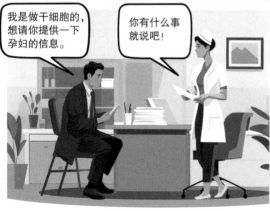

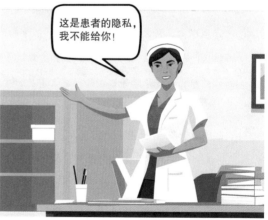

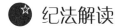 纪法解读

近年来，医疗机构工作人员泄露、贩卖患者信息的案件时有发生，诸如孩子刚出生奶粉销售商就发来祝贺短信、老年人去了趟医院就接到保健品推销电话等。贩卖患者信息进行非法获利，致使个人信息安全受到侵害。

《九项准则》明确规定："严禁违规收集、使用、加工、传输、透露、买卖患者在医疗机构内所提供的个人资料、产生的医疗信息。"违反上述规定，情节严重的涉嫌构成侵犯公民个人信息罪。

纪法依据

《最高人民法院、最高人民检察院关于办理侵犯公民个人信息刑事案件适用法律若干问题的解释》第五条　非法获取、出售或者提供公民个人信息，具有下列情形之一的，应当认定为刑法第二百五十三条之一规定的"情节严重"：……（四）非法获取、出售或者提供住宿信息、通信记录、健康生理信息、交易信息等其他可能影响人身、财产安全的公民个人信息五百条以上的；……（七）违法所得五千元以上的；（八）将在履行职责或者提供服务过程中获得的公民个人信息出售或者提供给他人，数量或者数额达到第三项至第七项规定标准一半以上的；……

▶ 条文链接

《中国共产党纪律处分条例》第二十九条

《事业单位工作人员处分规定》第十八条

《中华人民共和国刑法》第二百五十三条之一

9. 手术直播有界限吗?

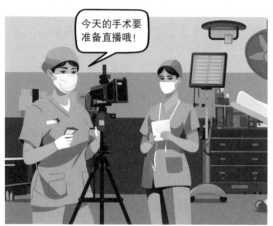

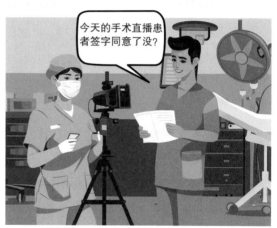

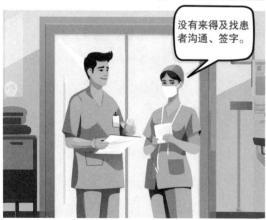

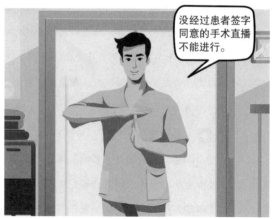

⊛ 纪法解读

　　保护患者隐私是医生的法定义务。随着互联网医疗和社交平台的发展，越来越多的医生选择通过直播的方式进行医疗科普，但暴露患者隐私等挑战职业伦理和纪法底线的事件时有发生，一些直播逐渐偏离正轨。

　　医务人员顺应时代发展，借助互联网媒体进行宣传本应得到支持和提倡，但为了博取流量而突破医德底线，谋求不当利益的行为却违背了作为医者最基本的职业操守，同时也触犯了纪法的底线。

⊛ 纪法依据

　　《中华人民共和国治安管理处罚法》第四十二条　有下列行为之一的，处五日以下拘留或者五百元以下罚款；情节较重的，处五日以上十日以下拘留，可以并处五百元以下罚款：……（六）偷窥、偷拍、窃听、散布他人隐私的。

　　▶ 条文链接
　　《中国共产党纪律处分条例》第三十条
　　《事业单位工作人员处分规定》第十八条
　　《中华人民共和国医师法》第五十六条

10. 鉴定胎儿性别违法吗?

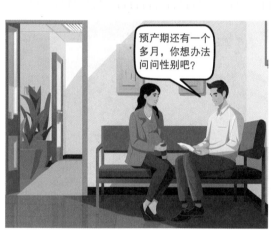

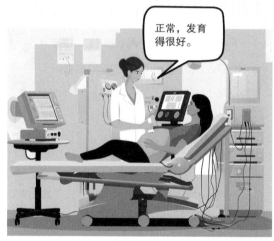

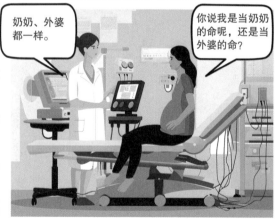

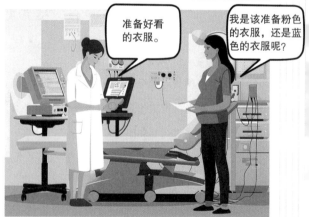

⭐ 纪法解读

国家禁止任何单位或者个人实施非医学需要的胎儿性别鉴定和选择性别人工终止妊娠。近年来，个别医务人员非法鉴定胎儿性别遭到查处，并被追究法律责任。但仍有极个别医务人员碍于亲友情面鉴定胎儿性别，甚至存在通过非法性别鉴定牟利的情况。

非法鉴定胎儿性别是一道不可触碰的红线，广大医务人员要恪守职业道德，切勿挑战法律底线。

⭐ 纪法依据

《中华人民共和国人口与计划生育法》第四十条 违反本法规定，有下列行为之一的，由卫生健康主管部门责令改正，给予警告，没收违法所得；违法所得一万元以上的，处违法所得二倍以上六倍以下的罚款；没有违法所得或者违法所得不足一万元的，处一万元以上三万元以下的罚款；情节严重的，由原发证机关吊销执业证书；构成犯罪的，依法追究刑事责任：……（二）利用超声技术和其他技术手段为他人进行非医学需要的胎儿性别鉴定或者选择性别的人工终止妊娠的。

▶ 条文链接

《中国共产党纪律处分条例》第三十条

《事业单位工作人员处分规定》第二十一条

《中华人民共和国医师法》第五十八条

《中华人民共和国母婴保健法实施办法》第四十二条

11. 科室可以接受供应商捐赠吗？

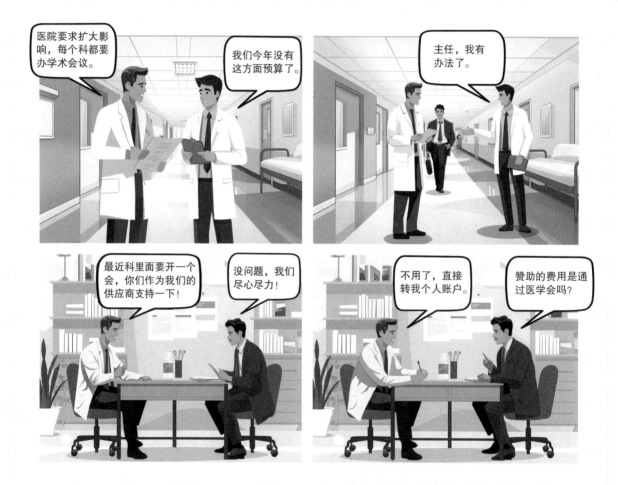

☆ 纪法解读

国家鼓励社会各方捐赠资助卫生事业，捐赠的资金也可以用于医学交流、科学研究等方面，但接受捐赠有严格的规定，谁来接收、怎么使用、捐赠程序都有具体要求。接受捐赠应该以医院的名义接受，科室私下接受供应商的捐赠，则有权钱交易、商业贿赂的嫌疑，违反相关纪律和法律规定。

☆ 纪法依据

《卫生计生单位接受公益事业捐赠管理办法（试行）》第十条　捐赠人向卫生计生单位捐赠，应当由单位捐赠管理部门统一受理。卫生计生单位其他内部职能部门或个人一律不得直接接受。

▶ 条文链接

《中国共产党纪律处分条例》第二十九条、第三十条

《事业单位工作人员处分规定》第十九条

《中华人民共和国公职人员政务处分法》第三十三条

《中华人民共和国刑法》第三百八十七条

12. 供应商捐赠设备可以搭售耗材吗?

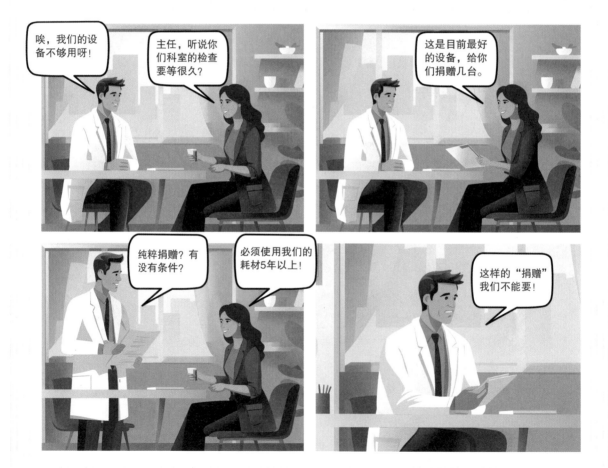

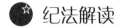 ## 纪法解读

　　医疗用品销售领域竞争激烈，部分供应商为了将自家产品"送进"医院，可谓绞尽脑汁。从查处的案件情况看，以捐赠设备为名，约定试剂耗材购买的排他性条款，进而排挤竞争对手的违规违法营销模式较为常见。

　　《卫生计生单位接受公益事业捐赠管理办法（试行）》规定，公立医院严禁接受附有影响公平竞争条件的捐赠资助，严禁将接受捐赠资助与采购商品或服务挂钩。通过"捐赠"设备，获取相关耗材进院、销售的机会，获得竞争优势，属于不正当竞争行为，违反了《中华人民共和国反不正当竞争法》的相关规定，将受到市场监督管理部门的行政处罚。

纪法依据

　　《中华人民共和国反不正当竞争法》第七条　经营者不得采用财物或者其他手段贿赂下列单位或者个人，以谋取交易机会或者竞争优势……

▶ 条文链接

《中国共产党纪律处分条例》第一百四十九条

《中华人民共和国公职人员政务处分法》第三十九条

《中华人民共和国刑法》第三百八十七条

13. 外转患者违规吗?

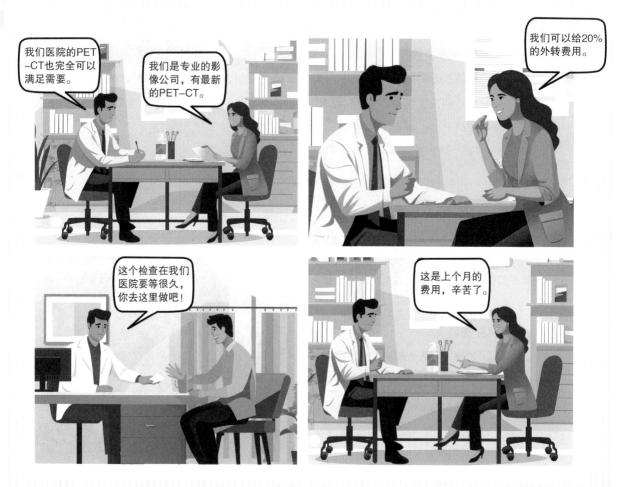

⭐ 纪法解读

《九项准则》规定："除因需要在医联体内正常转诊外，严禁以谋取个人利益为目的，经由网上或线下途径介绍、引导患者到指定医疗机构就诊。"极个别医务人员为了蝇头小利，无视法律法规，将本单位诊疗的病人有偿转介到其他医疗机构或第三方检验机构就医，损害患者权益，破坏正常的诊疗秩序，涉嫌违规违纪甚至违法。

⭐ 纪法依据

《中华人民共和国医师法》第五十六条 违反本法规定，医师在执业活动中有下列行为之一的，由县级以上人民政府卫生健康主管部门责令改正，给予警告，没收违法所得，并处一万元以上三万元以下的罚款；情节严重的，责令暂停六个月以上一年以下执业活动直至吊销医师执业证书：……（五）利用职务之便，索要、非法收受财物或者牟取其他不正当利益……

▶ 条文链接
《中国共产党纪律处分条例》第二十九条、第三十条
《事业单位工作人员处分规定》第十九条
《中华人民共和国刑法》第一百六十三条

14. 帮助患者优先检查违规吗？

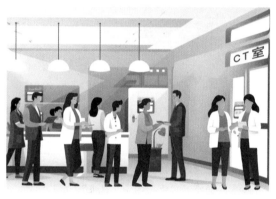

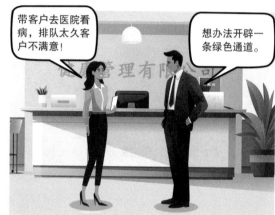

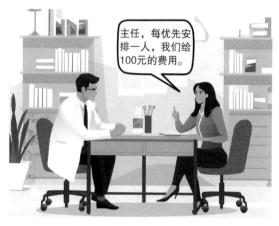

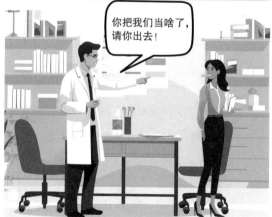

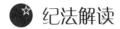 纪法解读

就医秩序关系患者就医体验感、获得感和幸福感，挂号、预约、候诊是就医最正常不过的流程，本是患者就医普遍遵循的准则。然而，一些健康管理公司为了提升客户满意度，通过拉拢腐蚀医院工作人员优先安排检查，严重破坏公平的就医秩序。

《九项准则》规定："严禁利用号源、床源、紧缺药品耗材等医疗资源或者检查、手术等诊疗安排收受好处、损公肥私。"广大医院工作人员切莫因小失大、贪利忘"义"。

🌑 纪法依据

《中华人民共和国医师法》第五十六条　违反本法规定，医师在执业活动中有下列行为之一的，由县级以上人民政府卫生健康主管部门责令改正，给予警告，没收违法所得，并处一万元以上三万元以下的罚款；情节严重的，责令暂停六个月以上一年以下执业活动直至吊销医师执业证书：……（五）利用职务之便，索要、非法收受财物或者牟取其他不正当利益……

▶ 条文链接
《中国共产党纪律处分条例》第一百二十一条
《事业单位工作人员处分规定》第十九条
《中华人民共和国刑法》第一百六十三条

15. 线上诊疗需要遵守"线下"规定吗?

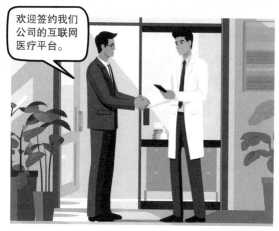

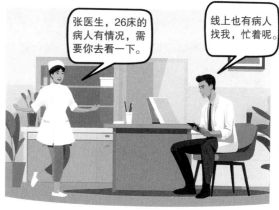

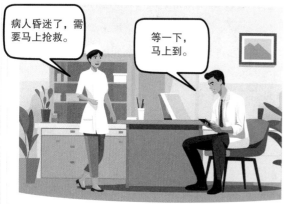

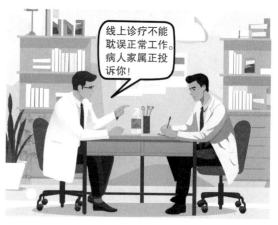

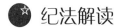

☆ 纪法解读

　　互联网医疗代表了医疗行业新的发展方向。《中华人民共和国医师法》规定，执业医师按照国家有关规定，经所在医疗卫生机构同意，可以通过互联网等信息技术提供部分常见病、慢性病复诊等适宜的医疗卫生服务。

　　互联网医疗虽好，但开展互联网医疗服务的医生也要遵守所在医院的规章制度和劳动纪律，千万不要"种了别人的田，荒了自己的地"。

☆ 纪法依据

　　《中华人民共和国医师法》第五十五条　违反本法规定，医师在执业活动中有下列行为之一的，由县级以上人民政府卫生健康主管部门责令改正，给予警告；情节严重的，责令暂停六个月以上一年以下执业活动直至吊销医师执业证书：……（二）对需要紧急救治的患者，拒绝急救处置，或者由于不负责任延误诊治；……

　　▶ 条文链接

　　《中国共产党纪律处分条例》第一百四十九条
　　《事业单位工作人员处分规定》第十八条

16. 医院可以试用未批准上市的医疗器械吗?

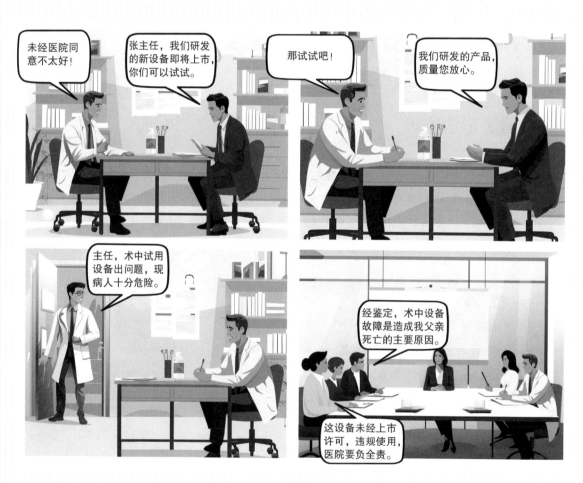

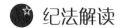 ## 纪法解读

国家对医疗器械的临床使用有严格的要求。在相关医疗纠纷案例中暴露出，有的医疗器械厂家为抢占市场，私下联系医务人员，以免费试用的名义让未经批准上市的医疗器械进入医院使用，结果造成严重医疗责任事故。

天上不会掉馅饼，掉下的全部是陷阱。使用未经批准上市的医疗器械可能会给患者的生命健康带来不可估量的损害，唯有依规依法采购使用，才是对患者生命健康真正的担当。

纪法依据

《中华人民共和国医师法》第五十五条 违反本法规定，医师在执业活动中有下列行为之一的，由县级以上人民政府卫生健康主管部门责令改正，给予警告；情节严重的，责令暂停六个月以上一年以下执业活动直至吊销医师执业证书：……（五）违反法律、法规、规章或者执业规范，造成医疗事故或者其他严重后果。

▶ 条文链接
《中国共产党纪律处分条例》第二十九条、第三十条

《事业单位工作人员处分规定》第十八条

《中华人民共和国公职人员政务处分法》第三十九条

《医疗器械监督管理条例》第五十五条

《中华人民共和国刑法》第三百三十五条

17. 采购验收失守会被问责吗？

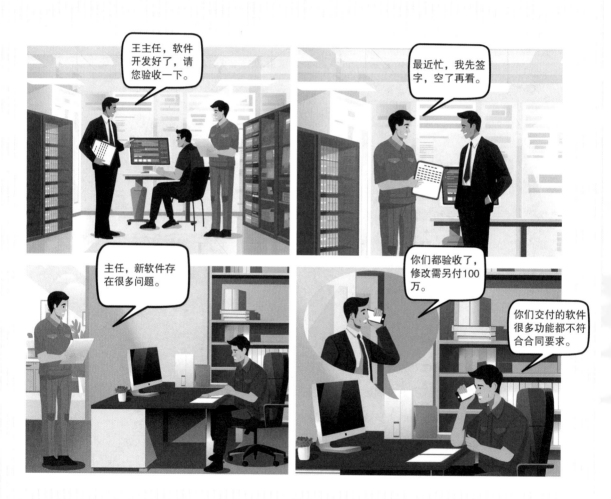

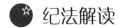

☆ 纪法解读

《中华人民共和国政府采购法》规定，采购人或者其委托的采购代理机构应当组织对供应商履约的验收……验收方成员应当在验收书上签字，并承担相应的法律责任。但在实际工作中，"重采购、轻验收"现象普遍存在，部分验收人员收而不验，验而不实。造成损失或者不良影响的，将被追责问责；致使单位遭受重大损失的，涉嫌构成玩忽职守罪。

验收是确保采购质量的重要环节，验收人员要当好质量官，把好质量关，坚守采购质量最后一道防线。

☆ 纪法依据

《中华人民共和国政府采购法实施条例》第六十八条　采购人、采购代理机构有下列情形之一的，依照政府采购法第七十一条、第七十八条的规定追究法律责任：……（十）未按照规定组织对供应商履约情况进行验收。

▶ 条文链接
《中国共产党纪律处分条例》第一百三十条

《事业单位工作人员处分规定》第二十条

《中华人民共和国公职人员政务处分法》第三十九条

《中华人民共和国刑法》第三百九十七条

18. 设立"小金库"会受到什么处理？

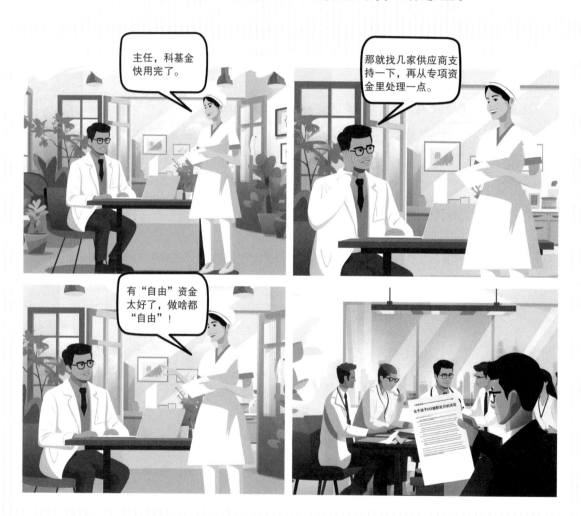

☆ 纪法解读

"小金库"主要是指违反法律法规及其他有关规定，应列入而未列入符合规定的单位账簿的各项资金（含有价证券）及其形成的资产。在公立医院中，"小金库"多以"科基金"或"备用金"的形式存在，其来源主要为截留部分科室绩效、奖金；赞助、盘盈资产不入账；虚列支出报销资金；收受回扣等。主要用于滥发钱物、聚会聚餐、请客送礼，甚至存在少数人私分、侵吞现象。

"小金库"是滋生腐败的温床。医院各级领导干部对其危害一定要有充分的认识，严格遵守财经纪律和党的各项纪律要求，切莫作茧自缚。

☆ 纪法依据

《设立"小金库"和使用"小金库"款项违法违纪行为政纪处分暂行规定》第四条　有设立"小金库"行为的，对有关责任人员，给予记过或者记大过处分；情节严重的，给予降级或者撤职处分。

第十三条　中共中央办公厅、国务院办公厅《关于深入开展"小金库"治理工作的意见》（中办发〔2009〕18号）印发后再设立或者继续设立"小金库"的，对有关责任人员，按照组织程序先予免职，再依据本规定追究责任。

▶ 条文链接
《中国共产党纪律处分条例》第三十条
《事业单位工作人员处分规定》第二十条
《中华人民共和国公职人员政务处分法》第四十一条

19. 突发公共卫生事件期间不服从管控违法吗？

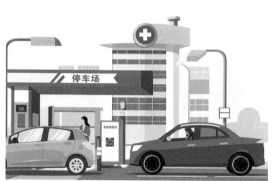

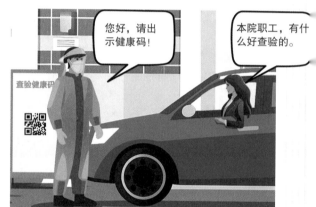

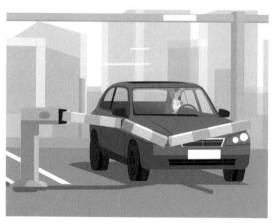

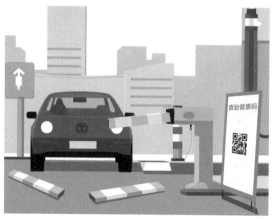

⊛ 纪法解读

从媒体曝光的情况看，在新冠疫情等突发公共卫生事件发生期间，常有不遵守相关管控措施被追究责任的案例。

《中华人民共和国治安管理处罚法》《突发公共卫生事件应急条例》等法律法规规定，在突发事件发生期间，拒不执行人民政府在紧急状态情况下依法发布的决定、命令，将受到行政处罚；构成犯罪的，将被依法追究刑事责任。

⊛ 纪法依据

《中华人民共和国治安管理处罚法》第五十条　有下列行为之一的，处警告或者二百元以下罚款；情节严重的，处五日以上十日以下拘留，可以并处五百元以下罚款：（一）拒不执行人民政府在紧急状态情况下依法发布的决定、命令的；……

▶ 条文链接

《中国共产党纪律处分条例》第三十条

《事业单位工作人员处分规定》第二十二条

《中华人民共和国公职人员政务处分法》第四十一条

20. 医生可以直播带货吗?

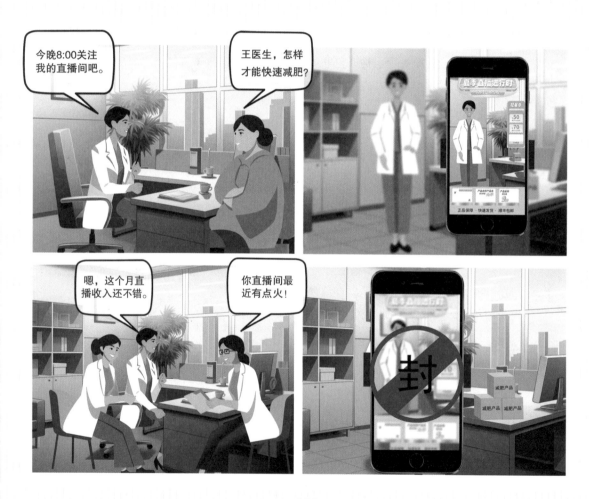

☆ 纪法解读

　　近年来，越来越多的医务人员在社交平台成为网络红人，有的还通过直播带货等形式变现流量。相较其他博主，拥有医生认证"光环"足以让很多消费者信任。但参差不齐的带货产品质量，以及隐藏的法律风险，也让医生带货这一新兴现象饱受争议。

　　我国法律没有明文规定禁止医师以自然人身份从事网络直播行业、推销商品，但利用医生身份带货则属于违规行为。国家卫健委等九部门明确提出要严肃查处医疗机构工作人员利用职务、身份之便直播带货。《大型医院巡查工作方案（2023—2026年度）》也指出，严查医生利用职业身份参与医药广告制作与发布，参与直播带货等变相发布医疗广告行为。

☆ 纪法依据

　　《中华人民共和国广告法》第六十一条　广告代言人有下列情形之一的，由市场监督管理部门没收违法所得，并处违法所得一倍以上二倍以下的罚款：（一）违反本法第十六条第一款第四项规定，在医疗、药品、医疗器械广告中作推荐、证明的；（二）违反本法第十八条第一款第五项规定，在保健食品广告中作推荐、证明的；……

▶ 条文链接
《中国共产党纪律处分条例》第一百零三条
《事业单位工作人员处分规定》第十九条
《中华人民共和国医师法》第五十六条
《医疗广告管理办法》第七条

21. 化整为零的招标采购有效吗？

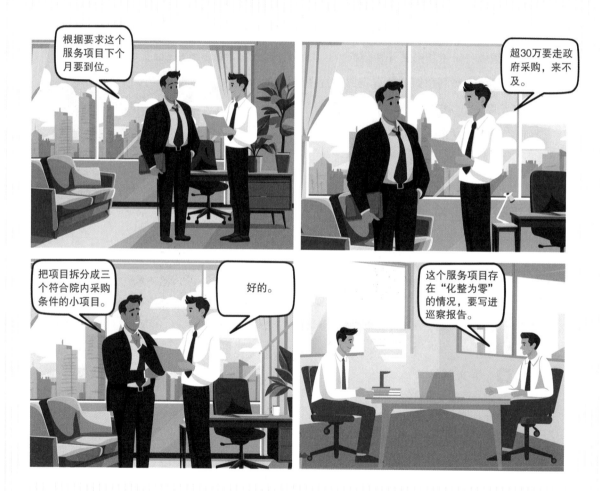

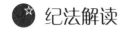

纪法解读

《中华人民共和国政府采购法》中明确规定，采购人不得将应当以公开招标方式采购的货物或者服务化整为零或者以其他任何方式规避公开招标采购。但在实际工作中，有的采购人为规避政府采购流程，故意将项目拆解为若干小项目，以此降低标，变公开招标为内部运作，以期达到人为操纵安排项目的目的。这种行为的背后，往往深藏着利益合谋或利益输送。

制度是最优的纠偏阀，阳光是最好的防腐剂。公立医院必须强化制度意识，将招标活动置于阳光下进行，确保其公开、公平、公正。

纪法依据

《中华人民共和国政府采购法》第七十一条　采购人、采购代理机构有下列情形之一的，责令限期改正，给予警告，可以并处罚款，对直接负责的主管人员和其他直接责任人员，由其行政主管部门或者有关机关给予处分，并予通报：

（一）应当采用公开招标方式而擅自采用其他方式采购的；

……

▶ 条文链接

《中国共产党纪律处分条例》第三十条

《事业单位工作人员处分规定》第二十条

《中华人民共和国公职人员政务处分法》第四十一条

22. 干预影响评标过程和结果会受到什么处理？

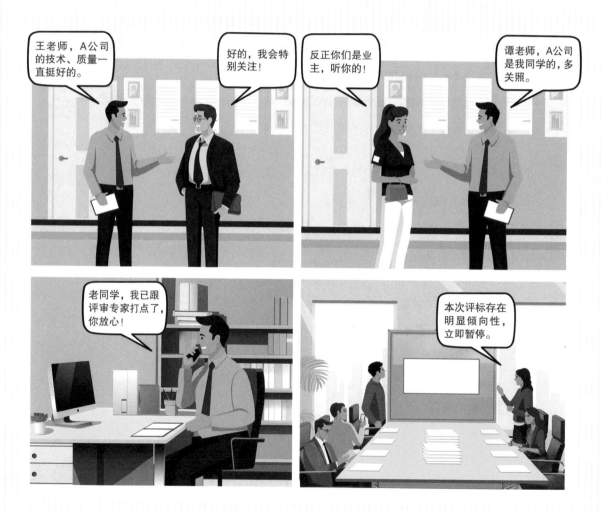

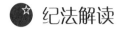 **纪法解读**

评标是招投标的核心环节。个别项目负责人为了谋取非法利益，充当"黄牛掮客"，利用工作上形成的便利条件，通过影响评标专家意见来操纵评标结果。从作案手法来看，有的利用工作便利获取评标专家信息提前"做功课"；有的借机在评标现场外与评标专家临时进行"利益勾兑"；有的在标书内容中进行"记号标记"，搞"暗中提示"，事后给好处。

《中华人民共和国招标投标法》明确规定，任何单位和个人不得非法干预、影响评标的过程和结果。招投标过程中的"黄牛掮客"现象已成为违法乱纪的"催化剂"，同时也是破坏市场秩序的"毒瘤"，必须严厉惩治。

纪法依据

《中华人民共和国招标投标法》第六十二条　任何单位违反本法规定，限制或者排斥本地区、本系统以外的法人或者其他组织参加投标的，为招标人指定招标代理机构的，强制招标人委托招标代理机构办理招标事宜的，或者以其他方式干涉招标投标活动的，责令改正；对单位直接负责的主管人员和其他直接责任人员依法给予警告、记过、记大过的处分，情节较重的，依法给予降级、撤职、开除的处分。

个人利用职权进行前款违法行为的，依照前款规定追究责任。

▶ 条文链接
《中国共产党纪律处分条例》第一百四十一条
《事业单位工作人员处分规定》第十八条
《中华人民共和国公职人员政务处分法》第三十九条

23. "定制式"招标违法吗？

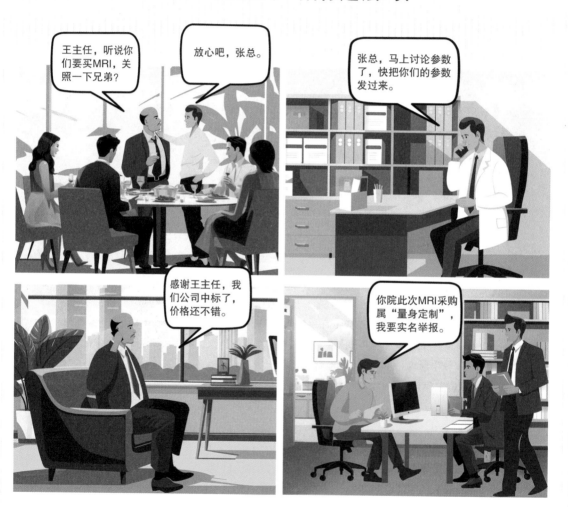

☆ 纪法解读

医院"定制式"招标，是指利用医学专业性强的壁垒，在医疗器械等招标采购上，巧设"技术参数"，加码"定制"筛选规则，变相达到与"指定"供应商"合作共赢"的目的。从发案情况看，个别医院管理干部把公开招标当成权力寻租的"遮羞布"，通过"量身定做"采购标准，上演着一手买设备、一手收回扣的交易丑剧，终将受到法律的制裁。

☆ 纪法依据

《中华人民共和国政府采购法》第七十二条　采购人、采购代理机构及其工作人员有下列情形之一，构成犯罪的，依法追究刑事责任；尚不构成犯罪的，处以罚款，有违法所得的，并处没收违法所得，属于国家机关工作人员的，依法给予行政处分：（一）与供应商或者采购代理机构恶意串通的；（二）在采购过程中接受贿赂或者获取其他不正当利益的；……

▶ 条文链接

《中国共产党纪律处分条例》第二十九条、第三十条

《事业单位工作人员处分规定》第十九条、第二十条

《中华人民共和国公职人员政务处分法》第三十三条、第三十九条

《中华人民共和国刑法》第二百二十三条、第三百八十五条

24. 人情评审构成违纪吗？

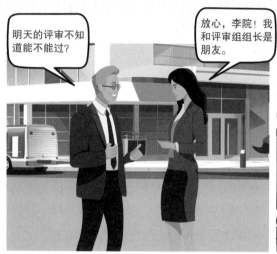

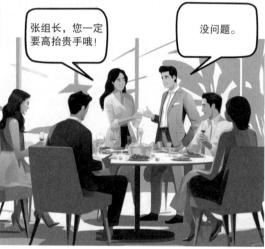

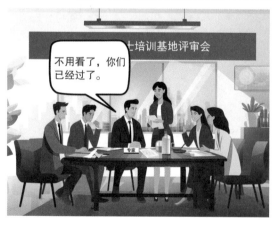

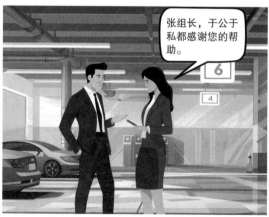

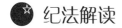

纪法解读

医院工作人员在医院等级评定、规培基地验收等工作中被聘任为评审专家，这既是组织的信任，也是责任和义务。从查处的案件情况看，个别评审专家为了利益或人情，违反评审工作纪律，投感情票、单位票、利益票，搞"人情评审"；还有的被评审单位或个人通过"打招呼""走关系"等手段干扰评审工作，影响评审结果，破坏评审秩序。

无论是评审专家，还是被评审单位或个人，都要严格遵守法律法规和评审纪律规定。破坏评审的公平，将受到纪律甚至是法律的严惩。

纪法依据

《事业单位工作人员处分规定》第十八条　有下列行为之一的，给予警告或者记过处分；情节较重的，给予降低岗位等级处分；情节严重的，给予开除处分：

……（五）在项目评估评审、产品认证、设备检测检验等工作中徇私舞弊，或者违反规定造成不良影响的；

……

▶　条文链接

《中国共产党纪律处分条例》第一百四十二条

《中华人民共和国公职人员政务处分法》第三十九条

《中华人民共和国刑法》第三百八十五条

25. 学会可以摊派任务吗?

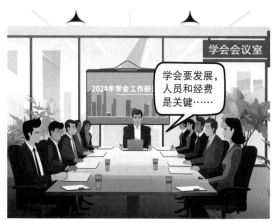

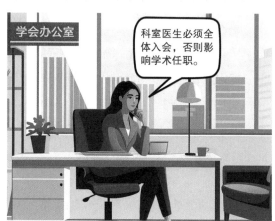

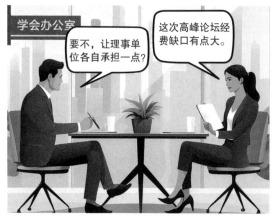

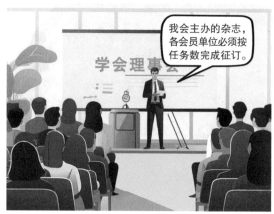

☪ 纪法解读

　　学会是由研究某一学科领域的科技工作者自愿结成的学术团体。部分学会管理不规范，侵犯会员合法权益的行为时有发生：有的为了增加会员规模，利用其掌握的优势资源，强制科技工作者入会；有的违反会员代表大会或者会员大会决定，擅自提高会费标准；有的没有任何依据变相摊派费用或摊派报刊征订任务，等等。

　　医务人员自愿申请加入各类学会，任何组织、个人不得强制其承担章程以外的责任。会员有权抵制学会不当行为，可以向单位报告，向政府监管部门反映，维护自身合法权益。

☪ 纪法依据

　　《社会团体登记管理条例》第三十条　社会团体有下列情形之一的，由登记管理机关给予警告，责令改正，可以限期停止活动，并可以责令撤换直接负责的主管人员；情节严重的，予以撤销登记；构成犯罪的，依法追究刑事责任：……（二）超出章程规定的宗旨和业务范围进行活动的；……（八）违反国家有关规定收取费用、筹集资金或者接受、使用捐赠、资助的。……

▶ 条文链接

《中国共产党纪律处分条例》第三十条

《国务院办公厅关于进一步规范行业协会商会收费的通知》

《民政部 财政部关于取消社会团体会费标准备案规范会费管理的通知》

26. 讲课费都可以收吗?

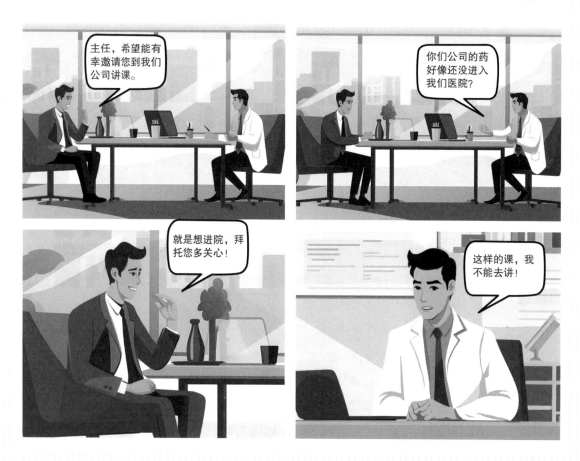

☆ 纪法解读

按照国家有关规定，规范开展的学术会议和正常医学活动是要大力支持、积极鼓励的。医务人员按照相关规定外出讲课并收取讲课费无可非议，从某种程度上讲是对医务人员专业能力的认可，也可以提升其所在医院的学科影响力。但对于明显超出正常讲课费标准、夹带着请托事项或者意图谋取不正当利益的"讲课费"，则需要保持高度警惕，其名为"讲课费"，实为行贿。

☆ 纪法依据

《中华人民共和国刑法》第一百六十三条 公司、企业或者其他单位的工作人员，利用职务上的便利，索取他人财物或者非法收受他人财物，为他人谋取利益，数额较大的，处三年以下有期徒刑或者拘役，并处罚金；数额巨大或者有其他严重情节的，处三年以上十年以下有期徒刑，并处罚金；数额特别巨大或者有其他特别严重情节的，处十年以上有期徒刑或者无期徒刑，并处罚金。……

▶ 条文链接

《中国共产党纪律处分条例》第二十九条

《事业单位工作人员处分规定》第十九条

《中华人民共和国医师法》第五十六条

27. 虚假退费套取医院资金构成犯罪吗?

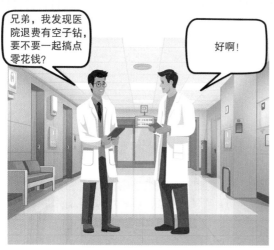

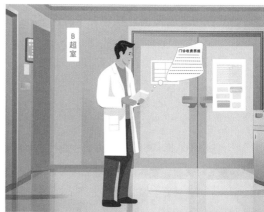

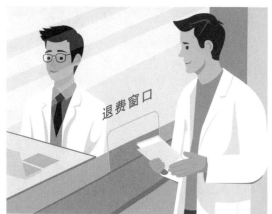

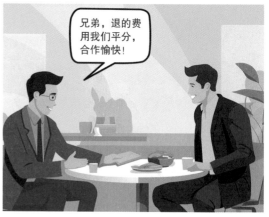

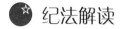

纪法解读

患者到医院就诊后，改变主意取消治疗或某项检查，医院如数退还预收费用，本是正常程序。但从查处的案例看，极个别医院工作人员，通过收集患者遗弃的缴费收据并伪造开单医生签名等方式，利用管理上的漏洞进行虚假退费套取医院资金。这样的行为有损医院形象，为人所不齿。套取医院资金数额较大的涉嫌构成犯罪。

纪法依据

《中华人民共和国刑法》第二百七十一条　公司、企业或者其他单位的工作人员，利用职务上的便利，将本单位财物非法占为己有，数额较大的，处三年以下有期徒刑或者拘役，并处罚金；数额巨大的，处三年以上十年以下有期徒刑，并处罚金；数额特别巨大的，处十年以上有期徒刑或者无期徒刑，并处罚金。……

▶ 条文链接

《中国共产党纪律处分条例》第二十九条

《事业单位工作人员处分规定》第十九条

《中华人民共和国公职人员政务处分法》第三十三条

28. 虚假维修该怎么定性?

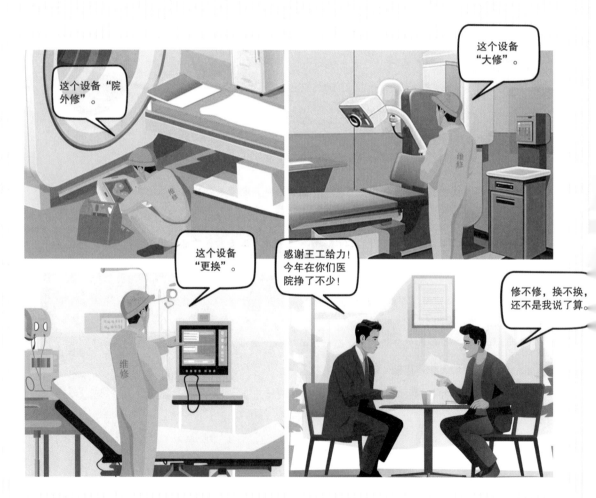

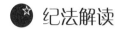 纪法解读

　　从近年来查处的案件看，公立医院中个别医疗设备管理人员利用专业技能话语权和管理漏洞，与院外设备维保公司相互勾结，通过"小修变大修"、以次充好、虚列项目、签订虚假维保合同等方式套取医院资金，其行为涉嫌构成贪污罪。

　　医疗器械的采购、管理具有很强的专业性，也正因为如此，一些具备专业优势的人员为一己之私甘做"内鬼"，在利益面前铤而走险。须谨记，魔高一尺道高一丈，再狡猾的狐狸也斗不过聪明的猎人。

　　★ 纪法依据

　　《中华人民共和国刑法》第三百八十二条　国家工作人员利用职务上的便利，侵吞、窃取、骗取或者以其他手段非法占有公共财物的，是贪污罪。

　　受国家机关、国有公司、企业、事业单位、人民团体委托管理、经营国有财产的人员，利用职务上的便利，侵吞、窃取、骗取或者以其他手段非法占有国有财物的，以贪污论。

　　……

　　▶ 条文链接

　　《中国共产党纪律处分条例》第二十九条

　　《事业单位工作人员处分规定》第十九条

　　《中华人民共和国公职人员政务处分法》第三十三条

29. 虚报冒领科研经费有什么后果？

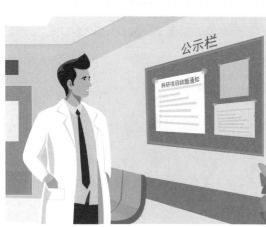

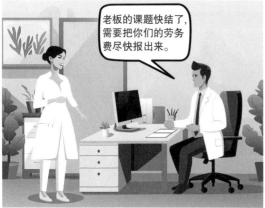

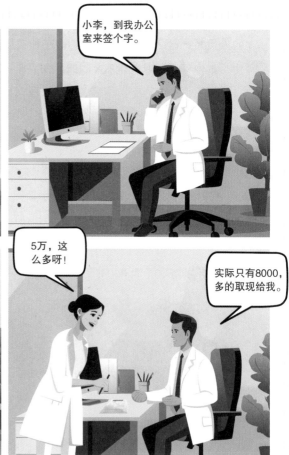

☆ 纪法解读

近年来，国家对科研的投入持续增长，有效保障了科技事业的快速发展。与此同时，社会各界也日益关注科研经费配置的合理性，以及经费使用的安全性和有效性。从这几年曝光的科研腐败案例中可见，个别科研人员将贪腐之手伸向科研经费，造假套取的手段"五花八门"：包括用学生身份证冒领劳务费，以差旅费、办公经费等名义开具虚假发票、编造虚假合同、编制虚假账目等。

广大科研人员应从中汲取教训，引以为戒，自觉践行新时代科学家精神，珍惜学术声誉，恪守科研规范，强化科研担当，在从事科研活动中不碰纪律红线、不越法律底线！

☆ 纪法依据

《中华人民共和国科学技术进步法》第一百一十条　违反本法规定，虚报、冒领、贪污、挪用、截留用于科学技术进步的财政性资金或者社会捐赠资金的，由有关主管部门责令改正，追回有关财政性资金，责令退还捐赠资金，给予警告或者通报批评，并可以暂停拨款，终止或者撤销相关科学技术活动；情节严重的，依法处以罚款，禁止一定期限内承担或者参与财政性资金支持的科学技术活动；对直接负责的主管人员和其他直接责任人员依法给予行政处罚和处分。

▶ 条文链接
《中国共产党纪律处分条例》第二十九条
《事业单位工作人员处分规定》第十九条
《中华人民共和国公职人员政务处分法》第三十三条
《中华人民共和国刑法》第三百八十二条

30. 监守自盗的后果是什么？

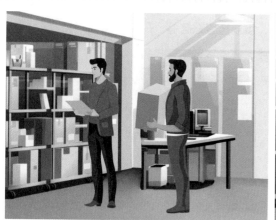

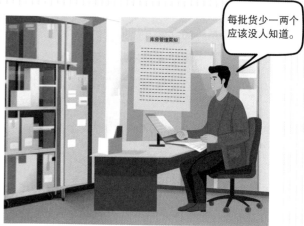

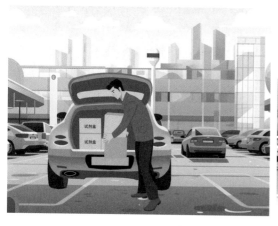

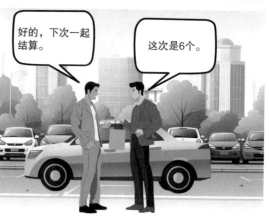

☆ 纪法解读

　　医院库房保管的医疗物资品类多、数量大。从查处的案例看，个别库管人员在金钱的诱惑之下丧失道德底线，对库房物资动起邪念，利用医院的管理漏洞，选择一些价格高、库存多的医疗物资私自倒卖非法获利。看似不起眼的库管岗位，遂成谋取非法利益的"肥差"，风险防控不到位，"小官"也会成大贪。

　　君子求财，取之有道。企图监守自盗、靠山吃山者，注定为纪法所不容。

☆ 纪法依据

　　《最高人民法院最高人民检察院关于办理贪污贿赂刑事案件适用法律若干问题的解释》（法释〔2016〕9号）第一条　贪污或者受贿数额在三万元以上不满二十万元的，应当认定为刑法第三百八十三条第一款规定的"数额较大"，依法判处三年以下有期徒刑或者拘役，并处罚金。……

▶ 条文链接
《中国共产党纪律处分条例》第二十九条
《事业单位工作人员处分规定》第十九条
《中华人民共和国公职人员政务处分法》第三十三条
《中华人民共和国刑法》第三百八十二条

31. 贪污扶贫防疫等专项资金要从重处理吗？

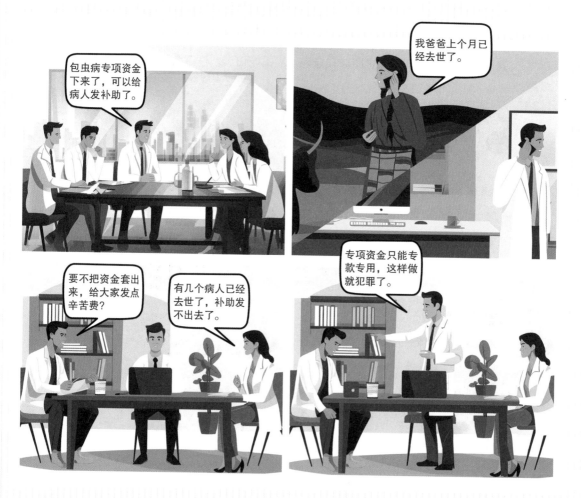

- 062 -

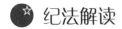 ## 纪法解读

　　包虫病、大骨节病等专项补助资金是贫困地区患者的"保命钱"，必须做到专款专用，一分一厘都不能乱花。从查处的案例看，仍有极个别人将"黑手"伸向专项资金，在发放专项资金时截留私分、虚报冒领，严重侵害群众利益，败坏党和政府形象。贪污扶贫防疫等专项资金较贪污一般款物的入罪门槛及量刑数额标准更低、处罚更严。

　　专项资金管理使用中发现的问题，也暴露出了个别单位和部门在监督管理上存在漏洞。相关部门要进一步强化对专项资金的全链条监督，确保每一分"救命钱"都能用在刀刃上。

纪法依据

　　《最高人民法院最高人民检察院关于办理贪污贿赂刑事案件适用法律若干问题的解释》（法释〔2016〕9号）第一条　……贪污数额在一万元以上不满三万元，具有下列情形之一的，应当认定为刑法第三百八十三条第一款规定的"其他较重情节"，依法判处三年以下有期徒刑或者拘役，并处罚金：（一）贪污救灾、抢险、防汛、优抚、扶贫、移民、救济、防疫、社会捐助等特定款物的；……

▶ 条文链接

《中国共产党纪律处分条例》第二十九条
《事业单位工作人员处分规定》第十九条、第二十条
《中华人民共和国公职人员政务处分法》第三十三条
《中华人民共和国刑法》第三百八十二条

32. 虚增工程量套取工程款是什么性质?

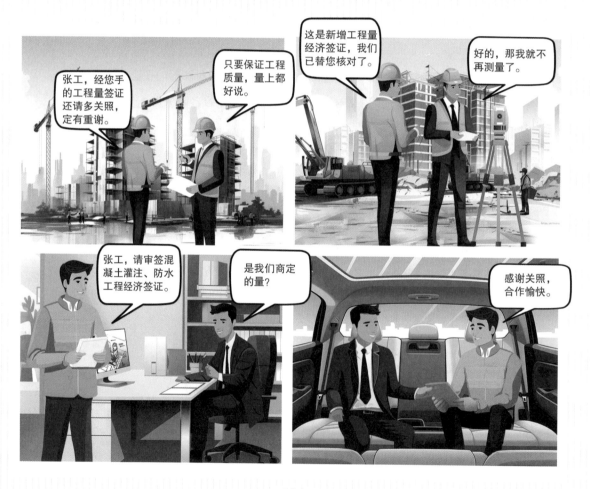

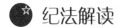 **纪法解读**

　　虚增工程量套取工程款是建筑工程领域职务犯罪的常见手段。从近年落马的医院领导干部贪腐案件来看，涉及基建领域的发案率占比较高，极个别领导干部利用管理工程项目的职务便利，要么与承包商互相勾结虚增工程量，共同侵吞工程款；要么通过虚增工程量为承包商谋取利益，从中收受贿赂。这种损国有资财肥个人腰包的行为，必将受到法律的严惩。

　　虚增的是数量，毁掉的是前程。医院各级领导干部要筑牢思想防线，守住廉洁底线，切莫修好一幢楼，倒下一批人。

纪法依据

　　《中华人民共和国刑法》第三百八十二条　国家工作人员利用职务上的便利，侵吞、窃取、骗取或者以其他手段非法占有公共财物的，是贪污罪。

　　受国家机关、国有公司、企业、事业单位、人民团体委托管理、经营国有财产的人员，利用职务上的便利，侵吞、窃取、骗取或者以其他手段非法占有国有财物的，以贪污论。

　　……

▶ 条文链接

《中国共产党纪律处分条例》第二十九条

《事业单位工作人员处分规定》第十九条

《中华人民共和国公职人员政务处分法》第三十三条

《中华人民共和国刑法》第三百八十五条

33. 收回扣将会面临什么？

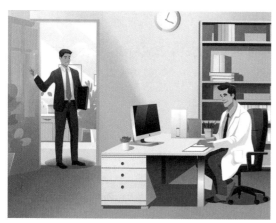

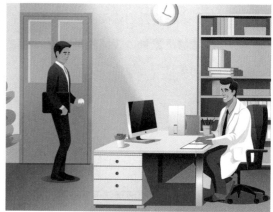

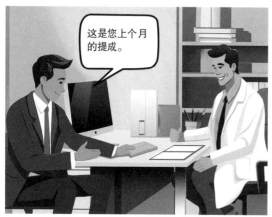

这是您上个月的提成。

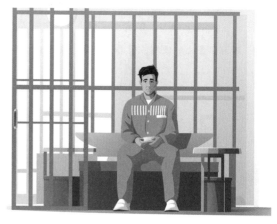

☆ 纪法解读

《九项准则》规定："严禁接受药品、医疗设备、医疗器械、医用卫生材料等医疗产品生产、经营企业或者经销人员以任何名义、形式给予的回扣。"从查处的案件情况看，有个别医生误把医药回扣当成自己合法收入的一部分，收得理所应当，还有个别医生把医药回扣当成潜规则，收得心安理得。

广大医务人员要树立正确的价值观、利益观，须知自律方为立身之本，守纪才是护身良策。

☆ 纪法依据

《中华人民共和国刑法》第一百六十三条　公司、企业或者其他单位的工作人员，利用职务上的便利，索取他人财物或者非法收受他人财物，为他人谋取利益，数额较大的，处三年以下有期徒刑或者拘役，并处罚金；数额巨大或者有其他严重情节的，处三年以上十年以下有期徒刑，并处罚金；数额特别巨大或者有其他特别严重情节的，处十年以上有期徒刑或者无期徒刑，并处罚金。

公司、企业或者其他单位的工作人员在经济往来中，利用职务上的便利，违反国家规定，收受各种名义的回扣、手续费，归个人所有的，依照前款的规定处罚。

▶ 条文链接
《中国共产党纪律处分条例》第二十九条
《事业单位工作人员处分规定》第十九条
《中华人民共和国医师法》第五十六条

34."干股"可以收吗?

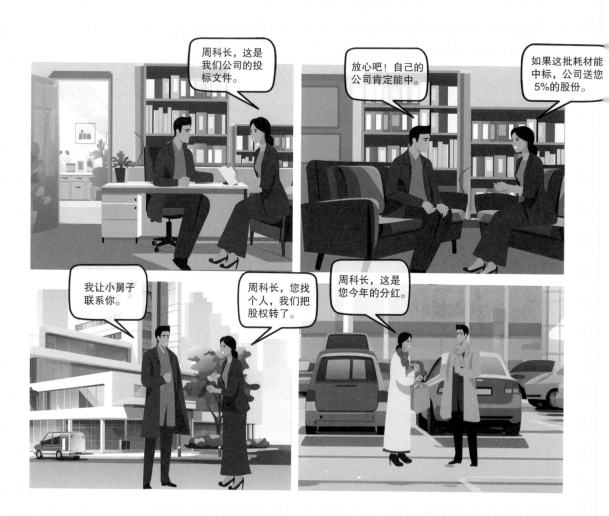

☆ 纪法解读

所谓"干股",是指未实际出资而获得的股份。近年来,随着反腐力度不断加大,贪腐手段日趋隐蔽,收受干股成为个别干部规避法律制裁、进行权钱交易的新"外衣",表面是投资,本质是公器私用、权钱交易。收受干股股份价值达到刑法规定金额较大标准的,涉嫌构成受贿罪,所分红利将按受贿孳息予以没收。

收受干股绝非"一锤子买卖",被干股"套牢"的干部与企业形成长期稳定的利益输送链条,固化为利益同盟,严重破坏政治生态和经济发展环境,终将难逃党纪国法的严惩。

☆ 纪法依据

《最高人民法院、最高人民检察院关于办理受贿刑事案件适用法律若干问题的意见》(法发〔2007〕22号) 二、关于收受干股问题:干股是指未出资而获得的股份。国家工作人员利用职务上的便利为请托人谋取利益,收受请托人提供的干股的,以受贿论处。进行了股权转让登记,或者相关证据证明股份发生了实际转让的,受贿数额按转让行为时股份价值计算,所分红利按受贿孳息处理。股份未实际转让,以股份分红名义获取利益的,实际获利数额应当认定为受贿数额。

▶ 条文链接
《中国共产党纪律处分条例》第二十九条
《事业单位工作人员处分规定》第十九条
《中华人民共和国公职人员政务处分法》第三十三条
《中华人民共和国刑法》第三百八十五条

35. 集体收受回扣会法不责众吗?

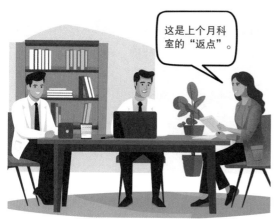

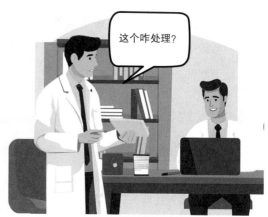

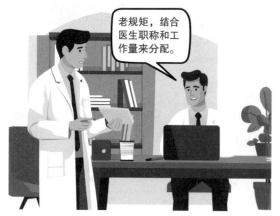

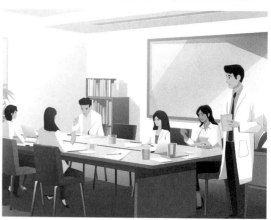

☆ 纪法解读

科室集体收受回扣是集体腐化的表现。从发案情况看，集体收受回扣多数用于科室支出及"绩效"发放。一些人受"法不责众"观念影响，认为"只要不是自己中饱私囊，为科室集体和职工谋福利就不是犯罪"；更有个别人以个人欲望绑架集体利益，打着"为科室创收"的口号，大行个人腐败之实。

法不责众，实属侥幸之辞。不管是为公还是为私，不管是否享受到"受贿成果"，只要行为违法并达到相应程度，直接负责的主管人员和其他直接责任人员都将面临刑事处罚。其他参与回扣分配的人员也将面临纪律处分或组织处理。

☆ 纪法依据

《中华人民共和国刑法》第三百八十七条　国家机关、国有公司、企业、事业单位、人民团体，索取、非法收受他人财物，为他人谋取利益，情节严重的，对单位判处罚金，并对其直接负责的主管人员和其他直接责任人员，处三年以下有期徒刑或者拘役；情节特别严重的，处三年以上十年以下有期徒刑。

前款所列单位，在经济往来中，在账外暗中收受各种名义的回扣、手续费的，以受贿论，依照前款的规定处罚。

▶ 条文链接
《中国共产党纪律处分条例》第二十九条
《事业单位工作人员处分规定》第十九条
《中华人民共和国医师法》第五十六条

36. 挪用公款将面临什么处理?

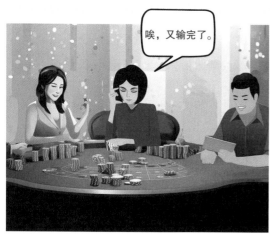

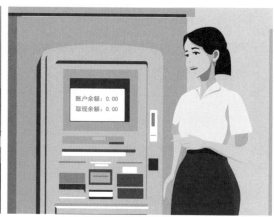

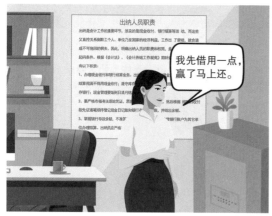

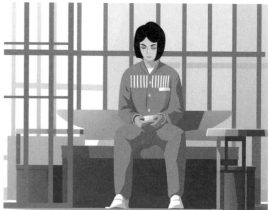

☆ 纪法解读

从查处的案例看，个别公职人员沉迷于赌博、网络游戏、网络打赏，为了筹集赌资、归还赌债、游戏充值、购买装备等，在纸醉金迷的世界中迷失自我，不仅花光个人积蓄，甚至不惜铤而走险，将手伸向公款，滑向违纪违法的深渊。

"好船者溺，好骑者堕，君子各以所好为祸。"公职人员要自觉培养健康的生活情趣，远离低级趣味，别拿未来当"赌注"。

☆ 纪法依据

《中华人民共和国刑法》第三百八十四条　国家工作人员利用职务上的便利，挪用公款归个人使用，进行非法活动的，或者挪用公款数额较大、进行营利活动的，或者挪用公款数额较大、超过三个月未还的，是挪用公款罪，处五年以下有期徒刑或者拘役；情节严重的，处五年以上有期徒刑。挪用公款数额巨大不退还的，处十年以上有期徒刑或者无期徒刑。……

▶ 条文链接

《中国共产党纪律处分条例》第二十九条、第三十条

《事业单位工作人员处分规定》第十九条、第二十二条

《中华人民共和国公职人员政务处分法》第三十三条、第四十条

《中华人民共和国治安管理处罚法》第七十条

37. 使用集采产品有什么规定？

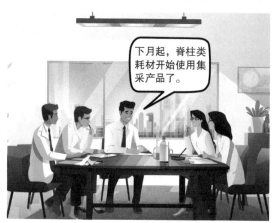

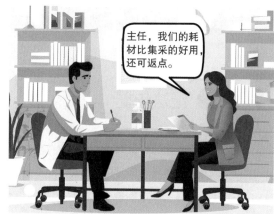

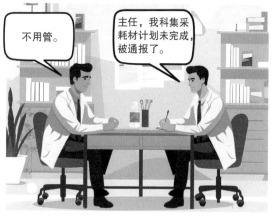

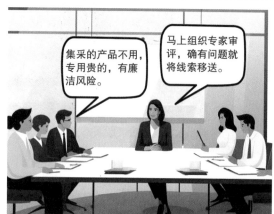

⭐ 纪法解读

《关于开展国家组织高值医用耗材集中带量采购和使用的指导意见》中明确规定，医疗机构应优先采购集中采购中选产品，制定优先使用中选产品的院内诊疗路径，并按采购合同完成约定采购量。医务人员应在合理诊疗原则下，优先使用中选产品。

然而在现实中，极个别科室负责人为了一己私利刻意弃用中选产品，不仅使国家集中带量采购政策执行打了折扣，也涉嫌违纪违法。

⭐ 纪法依据

《医疗机构医疗保障定点管理暂行办法》第十七条　定点医疗机构按有关规定执行集中采购政策，优先使用集中采购中选的药品和耗材。医保支付的药品、耗材应当按规定在医疗保障行政部门规定的平台上采购，并真实记录"进、销、存"等情况。

▶ 条文链接
《中国共产党纪律处分条例》第三十条、第一百四十九条
《事业单位工作人员处分规定》第十八条、第十九条

38. 倒卖号源违法吗？

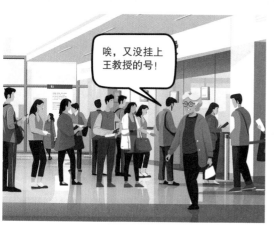

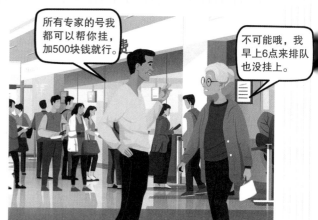

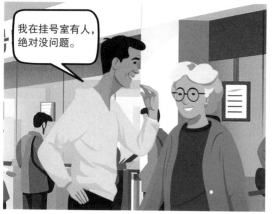

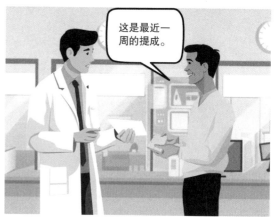

☆ 纪法解读

医疗"号贩子"不仅扰乱就医秩序，还挑战公民在获得医疗服务上的公平权利，是不折不扣的医疗毒瘤，甚至个别医院工作人员与"号贩子"合谋，里应外合倒卖号源，形成灰色利益链条，影响极坏。

《九项准则》规定："坚持平等原则，共建公平就医环境。严禁利用号源、床源、紧缺药品耗材等医疗资源或者检查、手术等诊疗安排收受好处、损公肥私。"医院工作人员要坚守职业道德，自觉维护医疗秩序，切不可为蝇头小利甘当"号贩子"的帮凶。

☆ 纪法依据

《最高人民检察院公安部关于公安机关管辖的刑事案件立案追诉标准的规定（二）》第十条〔非国家工作人员受贿案（刑法第一百六十三条）〕公司、企业或者其他单位的工作人员利用职务上的便利，索取他人财物或者非法收受他人财物，为他人谋取利益，或者在经济往来中，利用职务上的便利，违反国家规定，收受各种名义的回扣、手续费，归个人所有，数额在三万元以上的，应予立案追诉。

▶ 条文链接

《中国共产党纪律处分条例》第二十九条

《事业单位工作人员处分规定》第十九条

《中华人民共和国医师法》第五十六条

《中华人民共和国刑法》第三百八十五条、第一百六十三条

39. 套取医保资金构成犯罪吗?

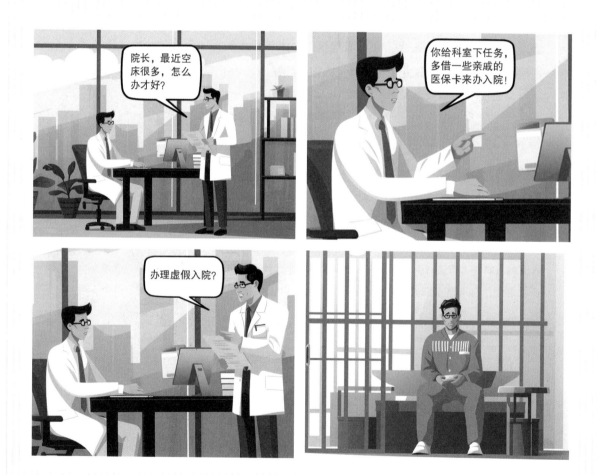

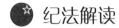 纪法解读

医保基金是老百姓的"看病钱""救命钱"，是民生福祉的重要保障。近年来，欺诈骗保时有发生，骗保手段五花八门。中央电视台《焦点访谈》曝光的案例中，甚至存在骗保医院病人是演的、诊断是假的、病房是空的等情况，性质十分恶劣。

医保基金事关广大群众切身利益。医务人员无视法纪，践踏医保基金安全红线的行为，最终难逃法律的制裁。

纪法依据

《中华人民共和国刑法》第二百六十六条　诈骗公私财物，数额较大的，处三年以下有期徒刑、拘役或者管制，并处或者单处罚金；数额巨大或者有其他严重情节的，处三年以上十年以下有期徒刑，并处罚金；数额特别巨大或者有其他特别严重情节的，处十年以上有期徒刑或者无期徒刑，并处罚金或者没收财产。……

▶ 条文链接
《中国共产党纪律处分条例》第二十九条
《中华人民共和国公职人员政务处分法》第四十一条
《中华人民共和国社会保险法》第八十七条

40. 协助骗取商业保险会有什么后果？

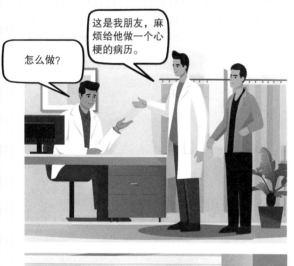

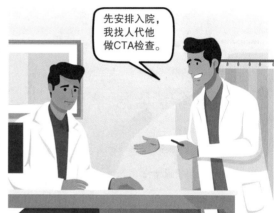

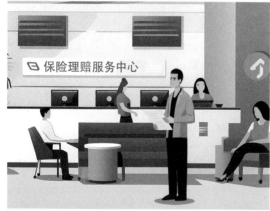

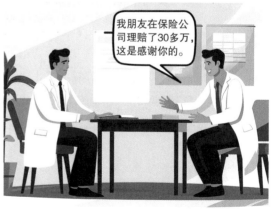

☆ 纪法解读

医疗保障基金是人民群众的"看病钱""救命钱"，商业保险资金也是民众的"救急钱"。伪造病历骗取商业保险不仅违反了医学伦理，也违反了法律法规。

以欺诈、伪造证明材料或其他手段骗取养老金、工伤、失业等社会保险金或者其他社会保障待遇的，属于诈骗公私财物的行为。医务人员故意提供虚假的证明文件，为他人诈骗提供条件的，以保险诈骗的共犯论处。

☆ 纪法依据

《中华人民共和国刑法》第一百九十八条 ……保险事故的鉴定人、证明人、财产评估人故意提供虚假的证明文件，为他人诈骗提供条件的，以保险诈骗的共犯论处。

▶ 条文链接

《中国共产党纪律处分条例》第二十九条

《事业单位工作人员处分规定》第十九条

41. 篡改检查报告涉嫌犯罪吗?

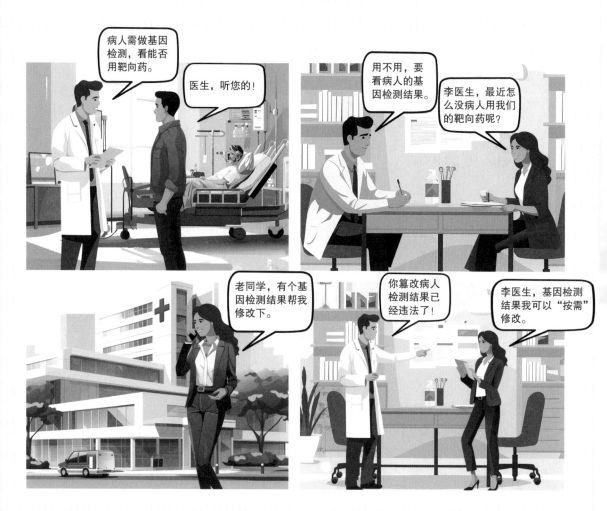

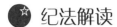

☆ 纪法解读

肿瘤基因检测是医生对癌症患者使用靶向药物治疗的重要依据，也是患者医保报销的必要条件。相关案件中发现，有医药代表为了一己私利，竟然擅自篡改基因检测结果骗保，其行为已涉嫌诈骗犯罪。

通过不正当方式骗取医保基金，损害的是每一个参保人的切身利益。医务人员在诊疗过程中发现篡改基因检测结果的，应当及时报告，既不能睁一只眼闭一只眼，更不能为了利益与违法者同流合污。

☆ 纪法依据

《中华人民共和国刑法》第二百六十六条 诈骗公私财物，数额较大的，处三年以下有期徒刑、拘役或者管制，并处或者单处罚金；数额巨大或者有其他严重情节的，处三年以上十年以下有期徒刑，并处罚金；数额特别巨大或者有其他特别严重情节的，处十年以上有期徒刑或者无期徒刑，并处罚金或者没收财产。……

▶ 条文链接

《中国共产党纪律处分条例》第二十九条

《事业单位工作人员处分规定》第十九条

《中华人民共和国医师法》第五十六条

42. 酒后驾驶的后果有哪些？

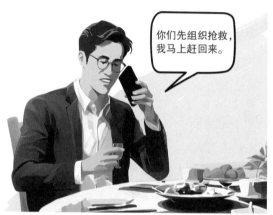

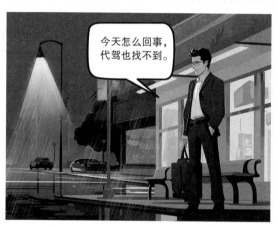

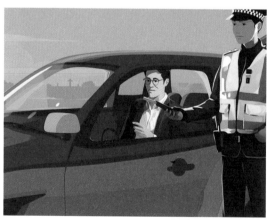

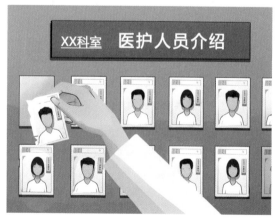

☆ 纪法解读

近年来，通过醉驾入刑和加大查处力度，驾驶人的"红线"意识和"底线"思维逐渐觉醒。但仍有部分人心存侥幸、放松警惕，甚至有个别人仍在"装睡""叫不醒"，处于"宿醉"状态，对党纪国法置若罔闻、依然故我。医院工作人员因酒后驾驶被纪律处分乃至开除，甚至被判处刑罚、吊销医师执照的情况时有发生。

酒若穿肠过，开车必出错！医院工作人员要引以为戒，充分认识酒驾醉驾的严重危害，进一步筑牢思想堤坝，增强纪法意识，强化自我约束。

☆ 纪法依据

《中华人民共和国刑法》第一百三十三条之一　在道路上驾驶机动车，有下列情形之一的，处拘役，并处罚金：……（二）醉酒驾驶机动车的；……

▶ 条文链接

《中国共产党纪律处分条例》第二十九条、第三十条、第三十四条

《事业单位工作人员处分规定》第二十二条、第二十三条

《中华人民共和国公职人员政务处分法》第十四条、第四十一条

《中华人民共和国道路交通安全法》第九十一条

43. 转发或散布谣言违法吗?

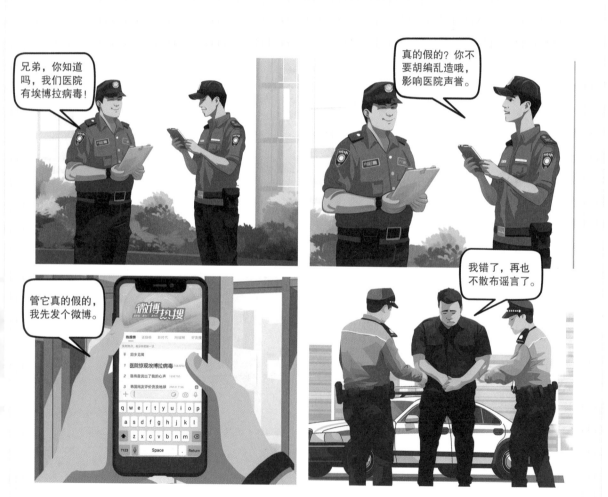

✪ 纪法解读

　　谣言是一种人类社会的痼病。谣言借助现代传播媒介，传播速度快，社会危害大，令人防不胜防。现实中，有的假借社会热点事件编造谣言，甚至炮制虚假事件；有的不加甄别，盲目跟风传播；有的恶意炒作，混淆公众视听等。散布谣言，扰乱社会公共秩序，不仅涉嫌违反治安管理处罚法，情节严重的还可能构成编造、故意传播虚假信息罪。

　　公众对涉及医疗、疾病、疫情的话题关注度极高。医院工作人员发布信息务必客观真实、合规合法；转发信息要认真甄别、出处可靠，做到不信谣、不传谣。

✪ 纪法依据

　　《中华人民共和国刑法》第二百九十一条之一　……编造虚假的险情、疫情、灾情、警情，在信息网络或者其他媒体上传播，或者明知是上述虚假信息，故意在信息网络或者其他媒体上传播，严重扰乱社会秩序的，处三年以下有期徒刑、拘役或者管制；造成严重后果的，处三年以上七年以下有期徒刑。

▶ 条文链接

《中国共产党纪律处分条例》第一百五十三条

《事业单位工作人员处分规定》第二十二条

《中华人民共和国公职人员政务处分法》第四十条

《中华人民共和国治安管理处罚法》第二十五条

44. 什么是医疗事故罪?

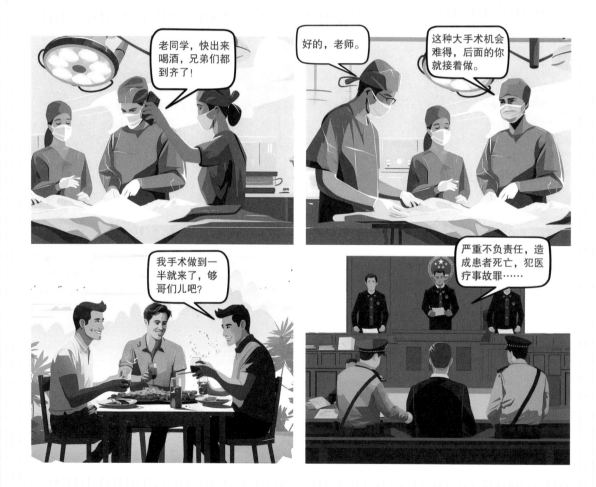

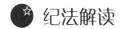 **纪法解读**

　　医疗事故罪，是指医务人员由于严重不负责任，造成就诊人死亡或者严重损害就诊人身体健康的行为。根据相关司法解释，"严重不负责任"包括：擅离职守的；无正当理由拒绝对危急就诊人实行必要的医疗救治的；未经批准擅自开展试验性医疗的；严重违反查对、复核制度的；使用未经批准使用的药品、消毒药剂、医疗器械的；严重违反国家法律法规及有明确规定的诊疗技术规范、常规的。

　　大医精诚，止于至善。医务人员应始终把病人生命健康作为第一责任，把病人利益作为第一考虑，把病人满意作为第一标准。

纪法依据

　　《中华人民共和国刑法》第三百三十五条　医务人员由于严重不负责任，造成就诊人死亡或者严重损害就诊人身体健康的，处三年以下有期徒刑或者拘役。

　　▶ 条文链接
　　《中国共产党纪律处分条例》第二十九条
　　《事业单位工作人员处分规定》第十八条、第二十三条
　　《中华人民共和国医师法》第五十五条
　　《医疗事故处理条例》第五十五条

45. 妄议大政方针是小节吗？

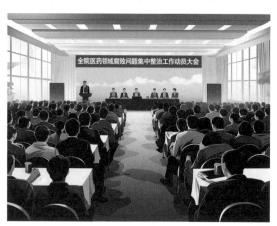

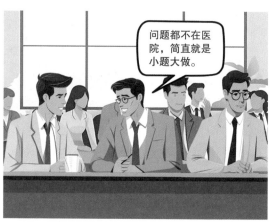

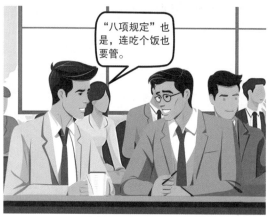

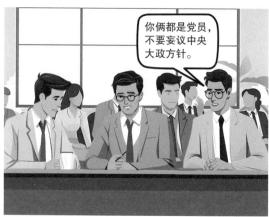

✪ 纪法解读

妄议党中央大政方针，破坏党的集中统一，是违反政治纪律的突出表现。党中央在制定重大方针政策时，都会通过不同渠道和方式，充分听取意见建议。但有些人"当面不说、背后乱说""会上不说、会后乱说"，表面是言语失误的小节，实质是政治信仰的滑坡。

党员干部应牢记党员身份，在党言党、在党为党、在党护党，对党的工作提出批评建议应当通过组织程序，决不能不负责任地随意批评指摘。

✪ 纪法依据

《中国共产党纪律处分条例》第五十一条　通过网络、广播、电视、报刊、传单、书籍等，或者利用讲座、论坛、报告会、座谈会等方式，有下列行为之一，情节较轻的，给予警告或者严重警告处分；情节较重的，给予撤销党内职务或者留党察看处分；情节严重的，给予开除党籍处分：……（二）妄议党中央大政方针，破坏党的集中统一；……

▶ 条文链接
《事业单位工作人员处分规定》第十六条
《中华人民共和国公职人员政务处分法》第二十八条

46. 检举控告可以"添油加料"吗？

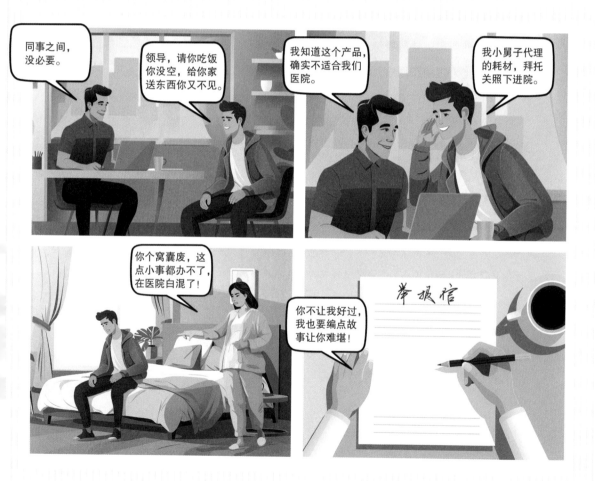

★ 纪法解读

检举控告是干部群众向组织反映问题的重要渠道，在反腐败斗争中发挥着重要作用。但也有心怀不轨者把检举控告当成罗织陷害的工具，有的在选拔任用前，故意制造"黑料"，给竞争对手"使绊子"；有的因为触碰了自己的"奶酪"，便玩弄造谣传谣、恶意中伤等伎俩；有的则因为自身不合理诉求没有得到满足，遂起报复之心，捕风捉影、生事造势……诬告本身已违纪违法，是对党纪国法的亵渎，情节严重的，还涉嫌诬告陷害罪。

谣诼诬谤，终究只能自食恶果。检举控告应当实事求是、依规依纪依法，对自己负责、对组织负责、对他人负责。

★ 纪法依据

《中国共产党纪律处分条例》第五十九条　制造、散布、传播政治谣言，破坏党的团结统一的，给予警告或者严重警告处分；情节较重的，给予撤销党内职务或者留党察看处分；情节严重的，给予开除党籍处分。

政治品行恶劣，匿名诬告，有意陷害或者制造其他谣言，造成损害或者不良影响的，依照前款规定处理。

▶ 条文链接
《事业单位工作人员处分规定》第二十二条
《中华人民共和国公职人员政务处分法》第三十二条
《中华人民共和国治安管理处罚法》第四十二条
《中华人民共和国刑法》第二百四十三条、第二百四十六条

47. 接受境外媒体采访需要请示报告吗?

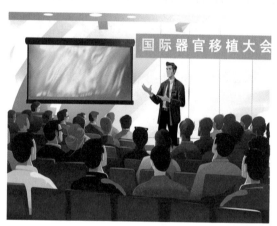

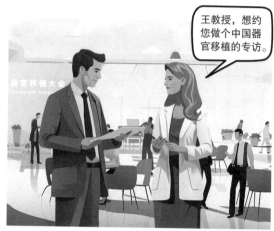

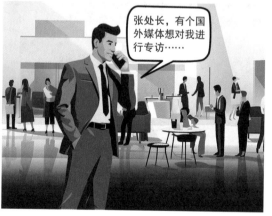

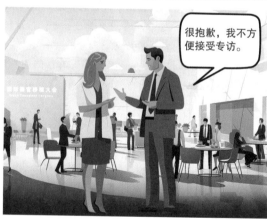

☆ 纪法解读

请示报告制度是党员干部特别是领导干部必须遵守的政治规矩，也是检验一名干部是否忠诚与合格的试金石。接受境外媒体采访，就是必须请示报告的内容。但从查处的案例来看，有的想报告就报告、不想报告就不报告，随意任性、闪烁其词；有的毫无组织观念、规矩意识，感到对自己不利的重大事项就千方百计隐瞒不报，把请示报告制度当成软约束。

习近平总书记多次告诫全党："我们这么大的党、这么多党组织和党员，如果都各行其是、自作主张，想干什么就干什么，想不干什么就不干什么，那是要散掉的。"广大党员干部必须牢记习近平总书记的谆谆告诫，严守政治纪律和政治规矩，敢于"交底"，如实"交底"。

☆ 纪法依据

《中国共产党纪律处分条例》第六十一条　不按照有关规定向组织请示、报告重大事项，对直接责任者和领导责任者，情节较重的，给予警告或者严重警告处分；情节严重的，给予撤销党内职务或者留党察看处分。

▶ 条文链接
《关于新形势下党内政治生活的若干准则》
《中华人民共和国公职人员政务处分法》第二十九条

48. 干扰巡视巡察工作构成违纪吗?

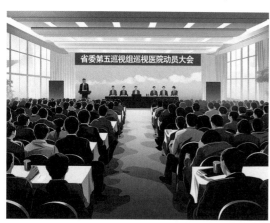

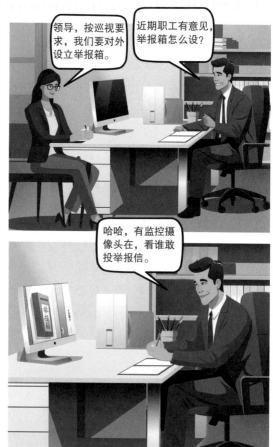

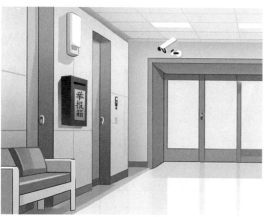

☆ 纪法解读

从查处的典型案例看，以各种方式干扰巡视巡察工作的违纪违法行为时有发生。有的为了遮掩自己的违法行为，千方百计隐瞒不报或者故意提供虚假情况；有的对要求提供文件材料，推三阻四、避重就轻，甚至拒不提供；有的盯梢巡视巡察组，阻拦群众说实话等。实践证明，在巡视巡察"利剑"面前，任何干扰、妨碍巡视巡察工作的行为都将是作茧自缚，必将受到严惩。

形枉则影曲，形直则影正。有错不可怕，勇敢面对、勇于纠错方为正道。对于自身存在的问题，不要心存侥幸意图遮掩，要勇敢向组织主动说明情况，这既是争取宽大处理的不二选择，也是迷途知返的唯一出路。

☆ 纪法依据

《中国共产党纪律处分条例》第六十二条　干扰巡视巡察工作或者不落实巡视巡察整改要求，对直接责任者和领导责任者，情节较轻的，给予警告或者严重警告处分；情节较重的，给予撤销党内职务或者留党察看处分；情节严重的，给予开除党籍处分。

▶ 条文链接
《中国共产党巡视工作条例》第四十六条
《事业单位工作人员处分规定》第十八条
《中华人民共和国公职人员政务处分法》第三十九条

49. 对抗组织审查调查的后果是什么？

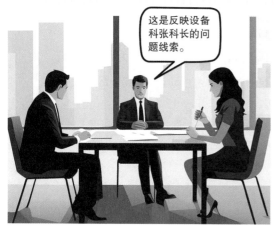

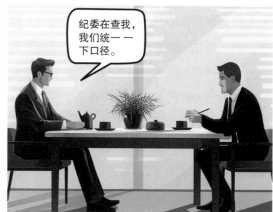

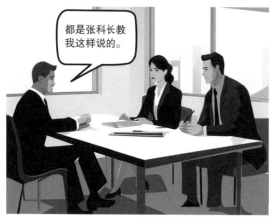

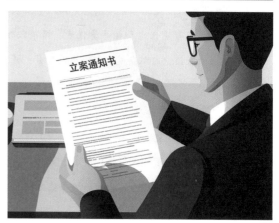

⭐ 纪法解读

面对组织的审查调查，有的党员干部表面积极配合，实则避重就轻；有的互相串通，订立攻守同盟；有的提供虚假情况，掩盖事实真相；有的故意销毁证据，隐匿非法所得等。对抗组织审查调查，无异于螳臂当车，最终只能走上错上加错的歧途，必将受到更加严厉的惩处。

与其"欲盖弥彰、惶恐不安"，不如"坦然面对、轻装前行"。只有主动配合审查调查，争取组织宽大处理才是正途。

⭐ 纪法依据

《中国共产党纪律处分条例》第六十三条　对抗组织审查，有下列行为之一的，给予警告或者严重警告处分；情节较重的，给予撤销党内职务或者留党察看处分；情节严重的，给予开除党籍处分：（一）串供或者伪造、销毁、转移、隐匿证据；（二）阻止他人揭发检举、提供证据材料；（三）包庇同案人员；（四）向组织提供虚假情况，掩盖事实；（五）其他对抗组织审查行为。

▶ 条文链接

《事业单位工作人员处分规定》第十条

《中华人民共和国公职人员政务处分法》第十三条

50. 领导干部可以只管业务不管党风廉政建设吗？

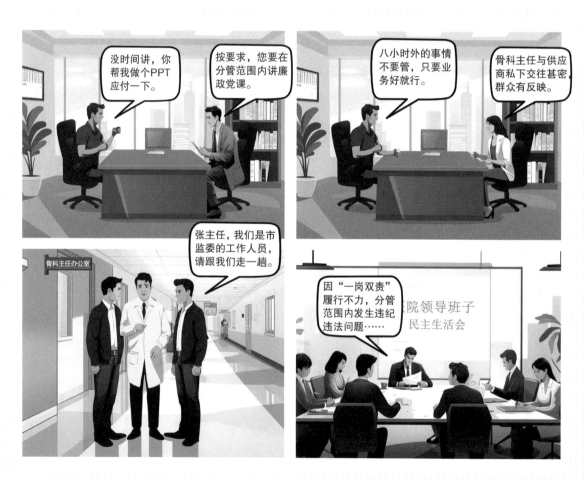

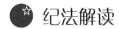

✪ 纪法解读

党风廉政建设"一岗双责"指既要抓好分管的业务工作，又要抓好分管部门的党风廉政建设，做到"两手抓、两手硬"。从查处的案件看，有的党员领导干部自身腐败，抓队伍腰杆不硬，奉行"好人主义"，不敢动真碰硬；有的明知管辖范围内存在严重违纪违法行为却视而不见，对违纪违法者纵容默许；有的重业务、轻党建，管党治党严重失职失责，所在之地政治生态乱象丛生。

有权必有责，有责要担当，失责必追究。领导干部要正视肩上的责任，善待手中的权力，种好自己的"责任田"。

✪ 纪法依据

《中国共产党纪律处分条例》第七十四条　不履行全面从严治党主体责任、监督责任或者履行全面从严治党主体责任、监督责任不力，给党组织造成严重损害或者严重不良影响的，对直接责任者和领导责任者，给予警告或者严重警告处分；情节严重的，给予撤销党内职务或者留党察看处分。

▶ 条文链接

《中国共产党问责条例》第七条、第八条

《中华人民共和国公职人员政务处分法》第三十九条

51. "一言堂"构成违纪吗?

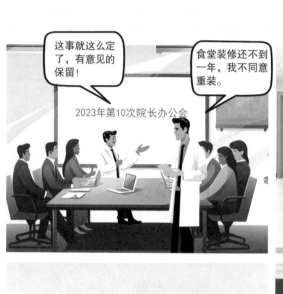

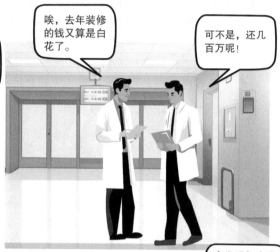

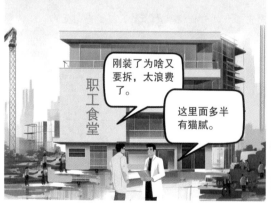

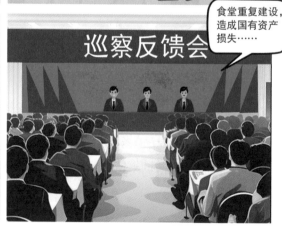

☆ 纪法解读

从近年来查处的案件情况看，极个别医院领导干部尤其"一把手"大行家长作风，用人"一句话"、花钱"一支笔"、决策"一张纸"、凡事"一手抓"，在自己的"一亩三分地"无所顾忌，任性妄为。因为这种未受约束的权力任性，将个人凌驾于组织之上，自以为是、独断专行，最终滑向腐败深渊。

"源澄而流清，源浑而流浊。"抓医院管理，首先要严管"关键少数"，切莫令"一把手"变成"一霸手"。

☆ 纪法依据

《中国共产党纪律处分条例》第七十七条　违反民主集中制原则，有下列行为之一的，给予警告或者严重警告处分；情节严重的，给予撤销党内职务或者留党察看处分：……（二）违反议事规则，个人或者少数人决定重大问题；……

▶ 条文链接
《事业单位领导人员管理规定》第三十九条
《公立医院领导人员管理暂行办法》第五条、第三十九条
《中华人民共和国公职人员政务处分法》第三十条

52. 只讲集中不讲民主违反了什么？

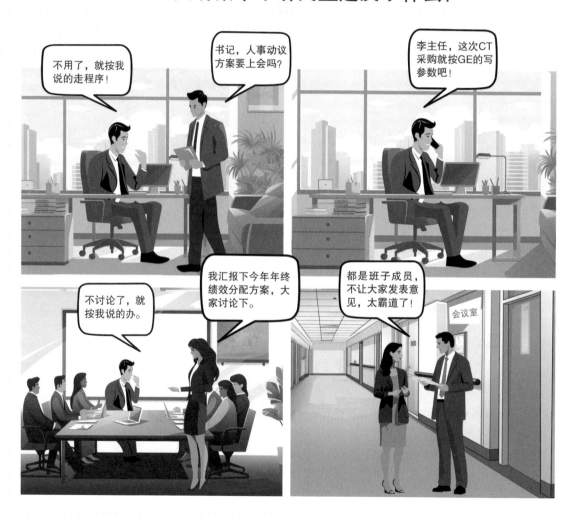

⭐ 纪法解读

民主集中制是党的根本组织原则，是党内政治生活正常开展的重要制度保障。然而，有的党员干部视制度为"摆设"，不仅不带头遵守民主集中制，反而避重就轻、想方设法规避集体决策"三重一大"事项，其实质是特权思想作祟、擅权逾矩，这些行为违反党的组织纪律。

民主集中，是建立在科学民主决策基础之上的集中。领导干部要时刻警醒自己，公权姓公不姓私，只有认真坚持民主集中制，严格执行集体决策程序，才不会跑偏走斜，才能行稳致远。

⭐ 纪法依据

《中国共产党纪律处分条例》第七十七条　违反民主集中制原则，有下列行为之一的，给予警告或者严重警告处分；情节严重的，给予撤销党内职务或者留党察看处分：……（三）故意规避集体决策，决定重大事项、重要干部任免、重要项目安排和大额资金使用；……

▶ **条文链接**

《关于新形势下党内政治生活的若干准则》

《中华人民共和国公职人员政务处分法》第三十条

53. 拒不执行党组织决定会有什么后果？

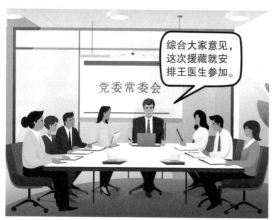

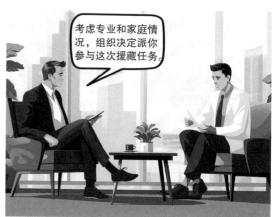

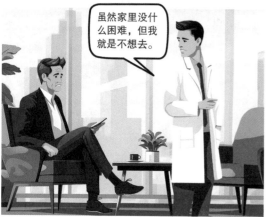

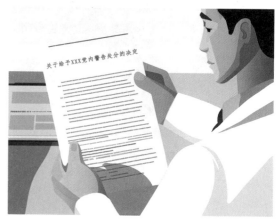

☆ 纪法解读

执行党的决定是党员必须履行的义务。然而，个别党员自由主义、个人主义严重，目无组织纪律，向组织讨价还价，不服从组织人事安排、工作分工、任务分配等决定，甚至在特殊时期或者紧急状况下撂挑子、耍性子，严重损害党组织威信，影响党的工作。

没有规矩，不成方圆。广大党员应当尊重和落实组织作出的决定。如果认为对自己的工作分配不适当，可以提出意见，但经过党组织考虑作出的最后决定，必须服从。

☆ 纪法依据

《中国共产党纪律处分条例》第七十九条　拒不执行党组织的分配、调动、交流等决定的，给予警告、严重警告或者撤销党内职务处分。

在特殊时期或者紧急状况下，拒不执行党组织上述决定的，给予留党察看或者开除党籍处分。

▶ 条文链接

《事业单位工作人员处分规定》第十八条

《中华人民共和国公职人员政务处分法》第三十条

54. 领导干部不如实报告个人有关事项有什么后果?

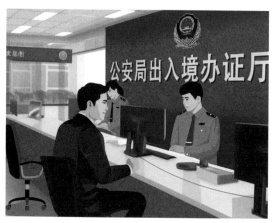

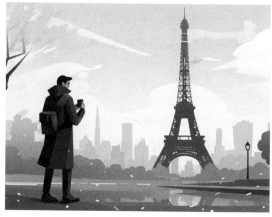

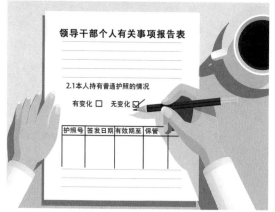

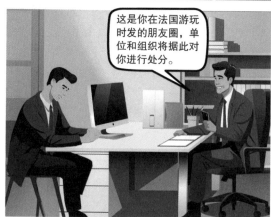

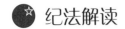 纪法解读

　　个人有关事项，主要指与领导干部权力行使关联紧密的家事、家产情况。如实报告个人有关事项是领导干部必须遵守的政治纪律和组织纪律。但现实中，不按规定报告个人有关事项问题依然较为突出。有的敷衍应付，不重视、不认真，草率马虎、交差了事；有的逃避监督，能不报则不报，能少报则少报；有的怕麻烦，与家人沟通不充分，导致家属提供信息不完整、不准确，等等。

　　不如实报告个人有关事项，绝非个人"小节"，而是原则问题，自作聪明、弄虚作假，终究是搬起石头砸自己的脚。

纪法依据

　　《中国共产党纪律处分条例》第八十一条　有下列行为之一，情节较重的，给予警告或者严重警告处分：

　　（一）违反个人有关事项报告规定，隐瞒不报；

　　……

▶ 条文链接

《领导干部报告个人有关事项规定》第十三条

《领导干部个人有关事项报告查核结果处理办法》第五条

《中华人民共和国公职人员政务处分法》第二十九条

55. 组织函询不如实说明问题违纪吗？

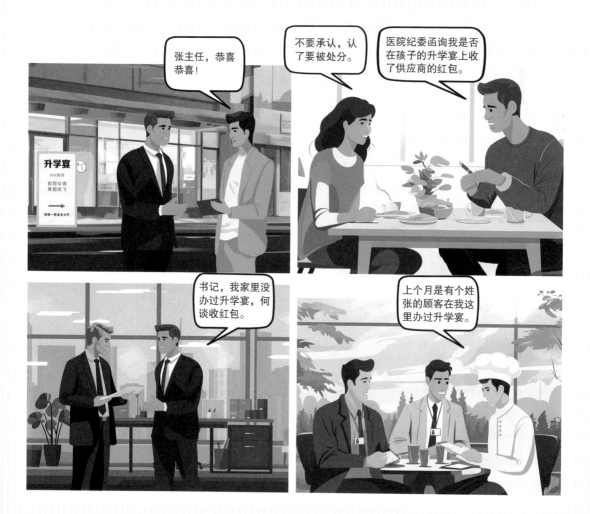

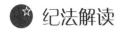 纪法解读

组织函询是让有反映的党员干部把问题如实讲清，给予党员干部承认错误、说明澄清的机会，体现了组织对党员干部的关心和信任。但是，个别党员干部不但不珍惜机会，反而对待组织函询不认真、不老实，弄虚作假、刻意欺瞒，自以为能瞒天过海、天衣无缝，但往往弄巧成拙，难逃党纪国法的严惩。

党员干部要严肃对待组织函询，有问题的主动承认错误，及时纠错整改；没问题的，本着"有则改之、无则加勉"的态度，提高思想认识，放下包袱，轻装前进。

☆ 纪法依据

《中国共产党纪律处分条例》第八十一条　有下列行为之一，情节较重的，给予警告或者严重警告处分：……

（二）在组织进行谈话函询时，不如实向组织说明问题；……

有前款第二项规定的行为，同时向组织提供虚假情况、掩盖事实的，依照本条例第六十三条规定处理。……

▶ 条文链接

《事业单位工作人员处分规定》第十条

《中华人民共和国公职人员政务处分法》第十三条

56. 老乡会、校友会可以随便组织吗？

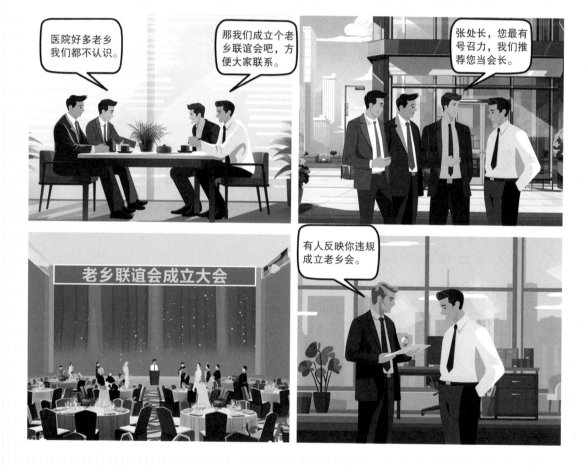

☪ 纪法解读

近年来，一些党员领导干部通过参加自发成立的老乡会、校友会等，编织"关系网"，拉"小圈子"，搞非组织活动。这些私下成立的"圈子"往往以利益为纽带，充斥着"圈圈相护"的官场"潜规则"，一旦加入这样的"圈子"，原有的规章制度就可能成为摆设。习近平总书记指出，党的干部来自五湖四海，不能借着老乡会、同学会、战友会等场合，搞小圈子、拉帮结派、称兄道弟，"宗派主义必须处理，山头主义必须铲除"。

领导干部一定要树立正确的权力观，慎"入圈"，慎用权，慎思慎言慎行，恪守为政之道。

☪ 纪法依据

《中国共产党纪律处分条例》第八十二条　党员领导干部违反有关规定组织、参加自发成立的老乡会、校友会、战友会等，情节严重的，给予警告、严重警告或者撤销党内职务处分。

▶ 条文链接

《中共中央纪委、中共中央组织部、总政治部关于领导干部不得参加自发成立的"老乡会"、"校友会"、"战友会"组织的通知》

57. 拉票贿选要承担什么责任？

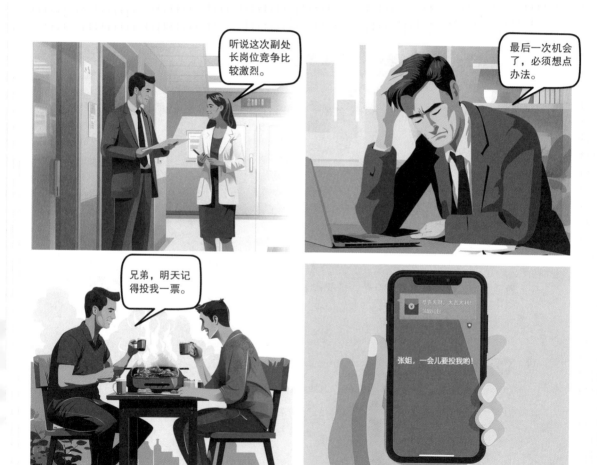

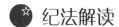

☆ 纪法解读

拉票贿选是指在民主推荐、民主测评、组织考察和党内选举中，违反党章、党内法规和有关规定，以拉票、助选、贿选等方式，组织、怂恿、诱使他人违背组织意图投票、表决等的非组织活动。拉票贿选行为严重动摇党的干部工作根基，破坏党的政治生态，严重败坏社会风气，必须依法予以严惩。

医院也并非"法外之地"，医院干部职工为了职务晋升，通过宴请、发红包、打招呼等方式，从事"买票"活动，同样构成拉票贿选行为，应严肃追究责任。

☆ 纪法依据

《中国共产党纪律处分条例》第八十三条　有下列行为之一的，给予警告或者严重警告处分；情节较重的，给予撤销党内职务或者留党察看处分；情节严重的，给予开除党籍处分：

（一）在民主推荐、民主测评、组织考察和党内选举中搞拉票、助选等非组织活动；……

▶ 条文链接

《事业单位工作人员处分规定》第十七条

《中华人民共和国公职人员政务处分法》第三十二条

58. 学术造假有什么后果？

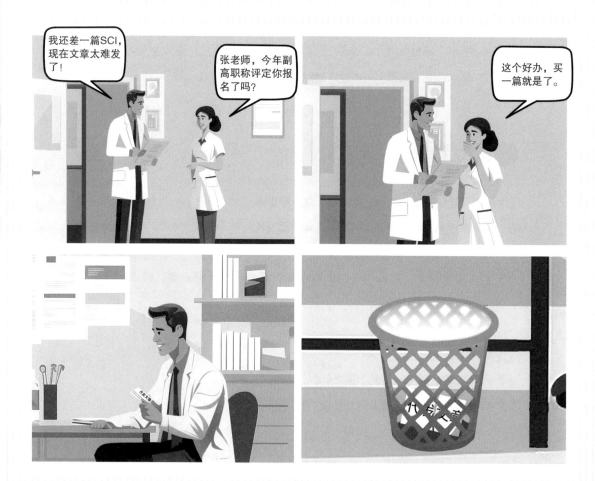

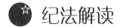

纪法解读

学术造假是指剽窃、抄袭、占有他人研究成果，或者伪造、修改研究数据等学术腐败行为。近年来，极个别医务人员为了晋升职称、获得荣誉，以花钱找人代写、抄袭等方式发表论文，甚至医药企业代为发表学术论文进行利益输送也时有发生。

科研没有"捷径"，切勿投机取巧。医务人员从事科研活动要戒除虚浮之气，弘扬求真务实、严谨自律的学术精神，遵守相关法律法规，践行科研诚信要求，切勿火中取栗。

纪法依据

《中华人民共和国科学技术进步法》第一百一十二条 ……

违反本法规定，虚构、伪造科研成果，发布、传播虚假科研成果，或者从事学术论文及其实验研究数据、科学技术计划项目申报验收材料等的买卖、代写、代投服务的，由有关主管部门给予警告或者通报批评，处以罚款；有违法所得的，没收违法所得；情节严重的，吊销许可证件。

▶ 条文链接

《中国共产党纪律处分条例》第八十六条

《事业单位工作人员处分规定》第二十一条

《中华人民共和国公职人员政务处分法》第三十二条

59. 通过不正当手段获得的职称会被撤销吗？

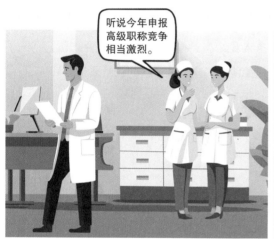

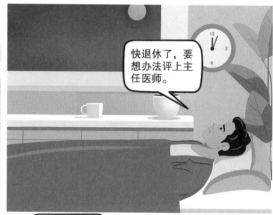

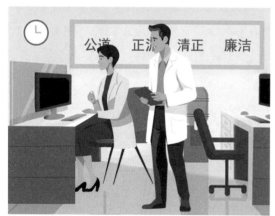

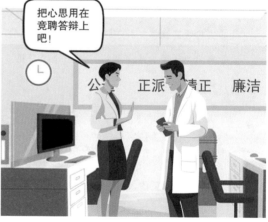

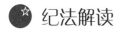 纪法解读

　　职称是专业技术人才学术技术水平和专业能力的主要标志。然而职称评审竞争激烈，个别申报人不履行诚信承诺，挖空心思走捷径，意图通过提供虚假材料、伪造印章证明、行贿等不正当手段取得职称。殊不知，通过这种不正当手段获得的职称晋升也只是水中花、镜中月，不仅终会一场空，还会触碰纪法红线。

　　广大专业技术人才要引以为戒，严守职业操守，合法合规申报职称，共同维护好诚实守信、公平公正的人才评价环境。

　　🌑 纪法依据

　　《职称评审管理暂行规定》第三十九条　违反本规定第十三条、第十五条规定，申报人通过提供虚假材料、剽窃他人作品和学术成果或者通过其他不正当手段取得职称的，由人力资源社会保障行政部门或者职称评审委员会组建单位撤销其职称，并记入职称评审诚信档案库，纳入全国信用信息共享平台，记录期限为3年。

　　▶ 条文链接
　　《中国共产党纪律处分条例》第四十三条、第八十六条
　　《事业单位工作人员处分规定》第十七条
　　《中华人民共和国公职人员政务处分法》第二十五条、第三十二条

60. "萝卜坑"招聘违反了什么规定？

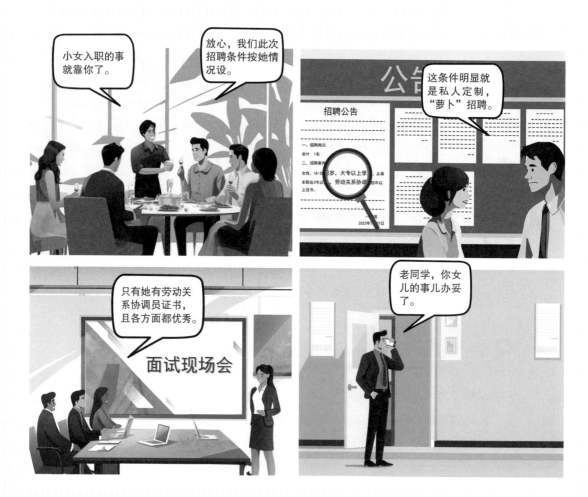

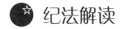

✪ 纪法解读

从近年来查处的案例看，个别手握人事权的领导干部通过设置"萝卜坑"岗位、面试特殊关照等方式录用特定对象。这样失去公平、公正的招聘，不仅损害了单位的形象，而且在社会上造成了极坏的影响。

人事招聘绝对不是某些单位甚至某些人自己的"私人订制"，更不是"铁饭碗"的疯狂派对。在选人用人上的弄虚作假，弄掉的是别人的前途，作下的是自己的"纪法囚笼"。

✪ 纪法依据

《中国共产党纪律处分条例》第八十六条　在干部、职工的录用、考核、职务职级晋升、职称评聘、荣誉表彰，授予学术称号和征兵、安置退役军人等工作中，隐瞒、歪曲事实真相，或者利用职权或者职务上的影响违反有关规定为本人或者其他人谋取利益的，给予警告或者严重警告处分；情节较重的，给予撤销党内职务或者留党察看处分；情节严重的，给予开除党籍处分。

……

▶ 条文链接

《事业单位工作人员处分规定》第十七条

《中华人民共和国公职人员政务处分法》第三十二条

61. 因私出国（境）能说走就走吗？

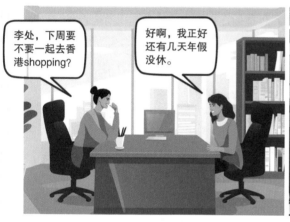

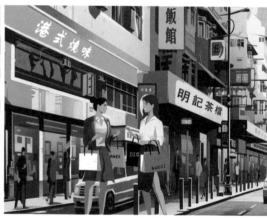

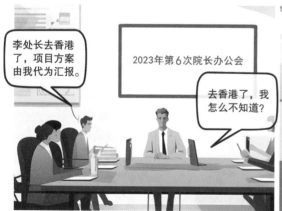

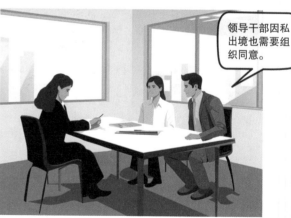

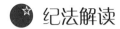 纪法解读

党员干部因其所在岗位、担任的职务和工作内容会涉及国家秘密，因此对其出国（境）行为有严格的要求。根据相关规定，党员干部因私出国（境）的，必须严格按照干部管理权限，报经上级组织人事部门批准同意后，再到公安部门办理出国（境）手续。对在出国（境）或办理出国（境）审批手续中弄虚作假的党员干部，将被严肃追究纪律责任。

党员干部因私出国（境）不是个人私事，更不能"说走就走"，只有遵规守纪，出国（境）才能名正言顺。

纪法依据

《中国共产党纪律处分条例》第九十一条　违反有关规定办理因私出国（境）证件、前往港澳通行证，或者未经批准出入国（边）境，情节较轻的，给予警告或者严重警告处分；情节较重的，给予撤销党内职务或者留党察看处分；情节严重的，给予开除党籍处分。

……

条文链接
《事业单位工作人员处分规定》第十七条

《中华人民共和国公职人员政务处分法》第三十一条

62. 接受麻将"铺底"无伤大雅吗？

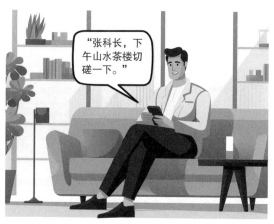

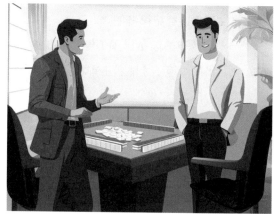

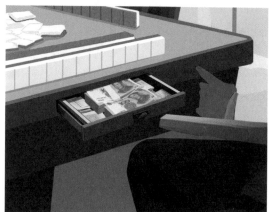

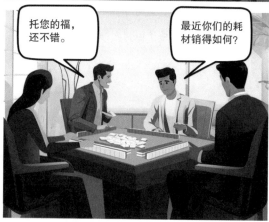

⭐ 纪法解读

接受麻将底金往往被认为是"小小不言、无伤大雅",但从查处的案件情况看,看似不起眼的方寸麻将,却成为不法供应商和医药代表拉拢腐蚀医院工作人员,甚至借机搞利益输送的工具。

君子役物,小人役于物。一般来说,党员干部、公职人员业余时间正当娱乐,本也属正常,但须绷紧纪律规矩之弦,时刻警惕个人爱好与权力交织带来的廉洁风险,切莫让方寸麻将失了自身方寸。

⭐ 纪法依据

《中国共产党纪律处分条例》第九十七条 收受可能影响公正执行公务的礼品、礼金、消费卡(券)和有价证券、股权、其他金融产品等财物,情节较轻的,给予警告或者严重警告处分;情节较重的,给予撤销党内职务或者留党察看处分;情节严重的,给予开除党籍处分。

......

▶ 条文链接

《中华人民共和国公职人员政务处分法》第三十四条

《事业单位工作人员处分规定》第十九条

《中华人民共和国刑法》第三百八十五条

63. 供应商的"份子钱"可以收吗?

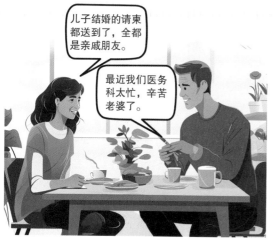

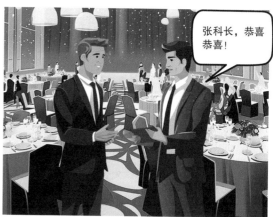

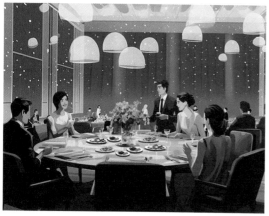

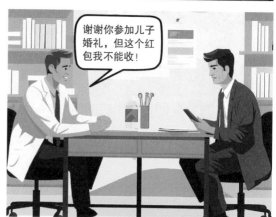

☆ 纪法解读

　　婚丧嫁娶"送人情""随份子"是中国人的传统，但个别领导干部把操办婚丧喜庆事宜当作了生财门路，借机宴请管理服务对象，收受礼品礼金，以礼尚往来之名掩盖收受贿赂之实，使婚丧嫁娶事宜成为滋生腐败的温床。

　　人情往来不可避免，纪律规矩牢记心间。

☆ 纪法依据

　　《中国共产党纪律处分条例》第九十七条　收受可能影响公正执行公务的礼品、礼金、消费卡（券）和有价证券、股权、其他金融产品等财物，情节较轻的，给予警告或者严重警告处分；情节较重的，给予撤销党内职务或者留党察看处分；情节严重的，给予开除党籍处分。……

　　▶　条文链接

《事业单位工作人员处分规定》第十九条

《中华人民共和国公职人员政务处分法》第三十四条

《中华人民共和国刑法》第三百八十五条

64. 对供应商吃拿卡要将会受到什么处理？

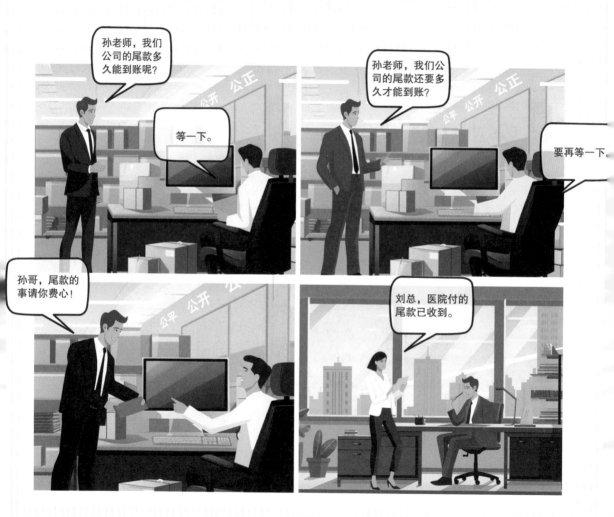

☆ 纪法解读

加快资金回笼、提升资金周转率对企业的重要性不言而喻。极个别医院工作人员也因此窥出了"门道"，把自己分内的工作职责当成了捞取好处的资本，将手中的公权异化为私器，为了一己私欲，故意设置障碍、百般刁难，逼着供应商送红包、给回扣。其行为直接构成索取贿赂，性质十分恶劣。

广大医院工作人员与供应商交往时，务必做到有分寸、有底线、有距离，千万不要乱伸手，须知伸手必被捉。

☆ 纪法依据

《中华人民共和国公职人员政务处分法》第三十八条　有下列行为之一，情节较重的，予以警告、记过或者记大过；情节严重的，予以降级或者撤职：（一）违反规定向管理服务对象收取、摊派财物的；（二）在管理服务活动中故意刁难、吃拿卡要的；……

▶ 条文链接
《中国共产党纪律处分条例》第九十七条
《事业单位工作人员处分规定》第十九条
《中华人民共和国刑法》第三百八十五条

65. 供应商的宴请可以参加吗？

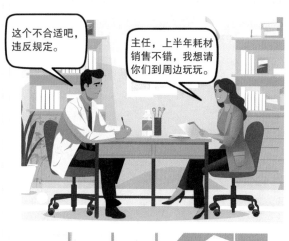

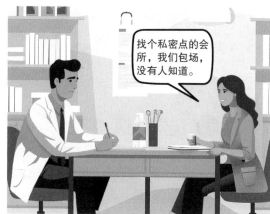

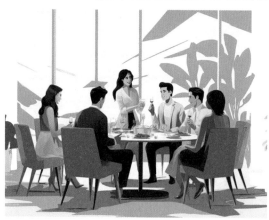

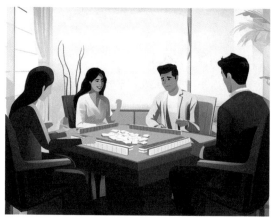

⭐ 纪法解读

医务人员违规接受供应商安排的宴请、娱乐等活动，不仅破坏医生执业活动或职务行为的廉洁性，也损害医务人员"白衣天使"的纯洁形象。天下没有免费的午餐，供应商看似热情、悉心安排的背后，往往隐藏着贪婪逐利的目的，而医务人员稍有不慎就容易被"围猎"。

《九项准则》规定："严禁参加供应商安排、组织或者支付费用的宴请或者旅游、健身、娱乐等活动安排。"管住嘴、守住心，不仅是健康的生活方式，也是与供应商交往的正道。

⭐ 纪法依据

《中国共产党纪律处分条例》第一百零一条　接受、提供可能影响公正执行公务的宴请或者旅游、健身、娱乐等活动安排，情节较重的，给予警告或者严重警告处分；情节严重的，给予撤销党内职务或者留党察看处分。

▶ 条文链接
《事业单位工作人员处分规定》第十九条
《中华人民共和国政务处分法》第三十四条

66. 有旅游活动的学术推广活动可以参加吗?

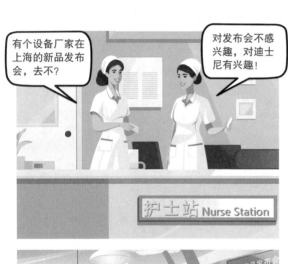

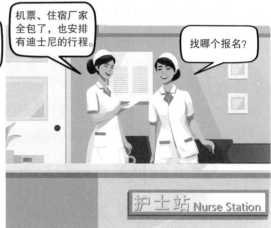

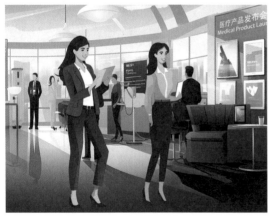

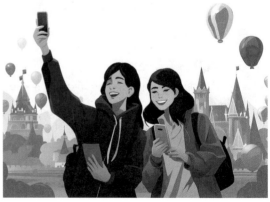

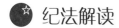

纪法解读

从近年来查处的案例看，一些供应商披着"学术推广""新产品发布"的外衣，向参会人员提供免费机票、住宿并安排旅游活动，进而行贿赂之实的案件屡见不鲜。

上述形式的商业贿赂较为隐蔽，表面上有合理的理由，容易麻痹上当。医务人员要保持清醒的头脑，避免落入温水煮青蛙的圈套。

纪法依据

《事业单位工作人员处分规定》第十九条　有下列行为之一的，给予警告或者记过处分；情节较重的，给予降低岗位等级处分；情节严重的，给予开除处分：

（一）贪污、索贿、受贿、行贿、介绍贿赂、挪用公款的；

（二）利用工作之便为本人或者他人谋取不正当利益的；

……

（七）其他违反廉洁从业纪律的行为。

▶ 条文链接

《中国共产党纪律处分条例》第二十九条、第一百零一条

《医疗机构从业人员行为规范》第八条、第五十六条

《中华人民共和国医师法》第五十六条

67. 医务人员个人可以接受赞助参加学术会议吗？

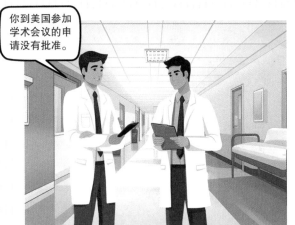

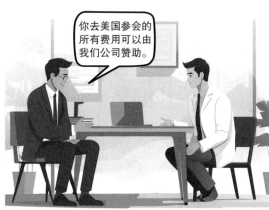

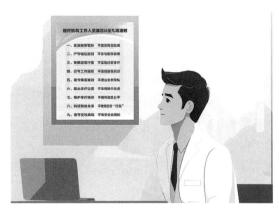

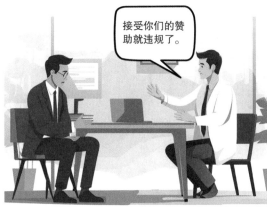

☆ 纪法解读

医药企业通过学会、协会赞助学术会议无可非议，但须遵守相关规范和流程。医药企业直接赞助医务人员个人参加学术会议，则违反相关法律法规的规定，其本质就是利益输送，属于典型的商业贿赂。

国家鼓励举办各类合规的学术会议，需要查纠的是"变味"的学术会议。身正不怕影子斜，只要合法合规，学术会议就能真正实现合作共赢。

☆ 纪法依据

《中国共产党纪律处分条例》第一百零一条　接受、提供可能影响公正执行公务的宴请或者旅游、健身、娱乐等活动安排，情节较重的，给予警告或者严重警告处分；情节严重的，给予撤销党内职务或者留党察看处分。

▶ 条文链接

《事业单位工作人员处分规定》第十九条

《中华人民共和国医师法》第五十六条

68. 领导干部可以出入私人会所吗？

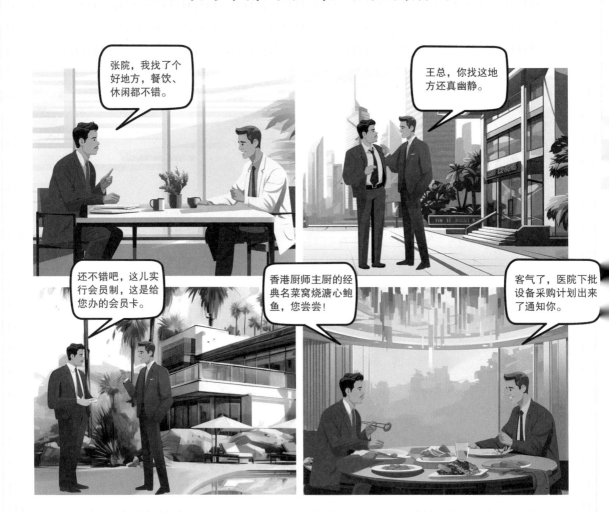

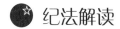 纪法解读

私人会所，指实行会员制、只有会员才能出入的会所或者不对外公开经营，不向公众开放、只对少数特定人员开放的高档餐饮服务、休闲娱乐、美容健身等场所。私人会所由于具有私密性、隐蔽性、奢侈性和排他性等特点，极易滋生各类腐败问题。有的领导干部深陷其中，大搞公款吃喝，甚至大搞权钱交易、非组织活动等，影响极其恶劣。

"祸患常积于忽微，智勇多困于所溺。"党员领导干部违规出入私人会所绝不是简单的吃喝问题，而是典型的享乐主义奢靡之风，是违反中央八项规定精神、丧失政治意识和政治规矩的行为。广大党员领导干部一定要保持头脑清醒，坚决抵制"会所中的歪风"，不越"底线"、不闯"雷区"。

✪ 纪法依据

《中国共产党纪律处分条例》第一百零二条　违反有关规定取得、持有、实际使用运动健身卡、会所和俱乐部会员卡、高尔夫球卡等各种消费卡（券），或者违反有关规定出入私人会所，情节较重的，给予警告或者严重警告处分；情节严重的，给予撤销党内职务或者留党察看处分。

▶ 条文链接
中央纪委、中央党的群众路线教育实践活动领导小组《关于在党的群众路线教育实践活动中严肃整治"会所中的歪风"的通知》
中央党的群众路线教育实践活动办公室《关于进一步整治"会所中的歪风"的通知》

69. 工作之余可以随便兼职吗?

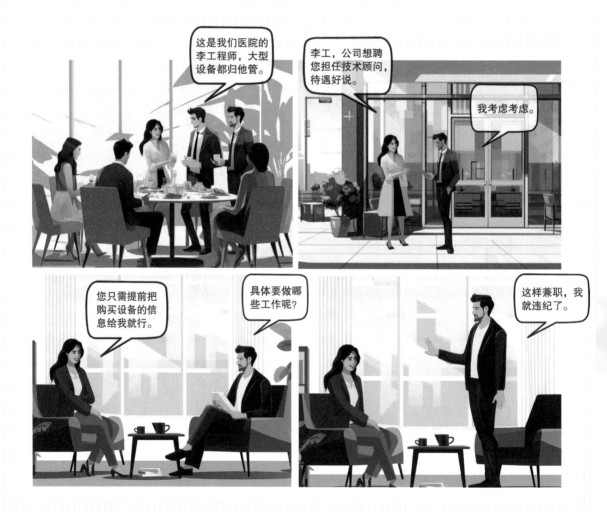

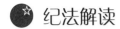

☆ 纪法解读

医院内从事医疗设备、耗材、试剂、药品或信息系统采购、管理的工作人员，在工作中有着知悉或掌握内幕信息的便利。相关案件中发现，有上述工作人员利用这种便利，在企业中挂名兼职，收取"劳务费"。这种行为表面看是以劳取酬，实际上是权钱交易和利益输送，成为权力寻租或变现的"过墙梯"。

公职人员违规兼职取酬，妄图用手中的公权力变现商业资源，严重扰乱市场秩序，必将为党纪国法所不容。

☆ 纪法依据

《中国共产党纪律处分条例》第一百零三条　违反有关规定从事营利活动，有下列行为之一，情节较轻的，给予警告或者严重警告处分；情节较重的，给予撤销党内职务或者留党察看处分；情节严重的，给予开除党籍处分：……

违反有关规定在经济组织、社会组织等单位中兼职，或者经批准兼职但获取薪酬、奖金、津贴等额外利益的，依照第一款规定处理。

▶ 条文链接

《事业单位工作人员处分规定》第十九条

《中华人民共和国公职人员政务处分法》第三十六条

70. 当"影子股东"合规吗？

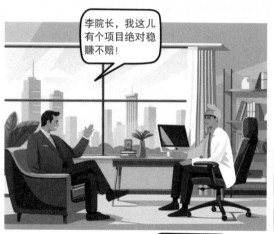

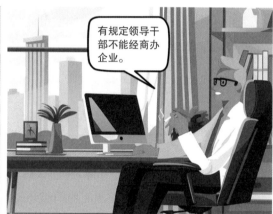

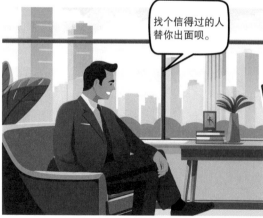

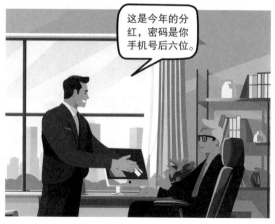

☆ 纪法解读

党中央、国务院多年来三令五申禁止领导干部经商办企业，但仍有个别领导干部不收敛、不收手，心存侥幸，既想当官又想发财，通过采取第三人代持股份、隐名投资等方式进行经商营利活动，并长期利用职权和职务上的影响，为自己实际参股的公司提供便利，大肆攫取经济利益。

甘蔗没有两头甜，当官发财两条道。党员领导干部若还做着"红顶商人"的美梦，既想当官又想发财，必将是一场黄粱美梦，最终付出惨痛代价。

☆ 纪法依据

《中国共产党纪律处分条例》第一百零三条　违反有关规定从事营利活动，有下列行为之一，情节较轻的，给予警告或者严重警告处分；情节较重的，给予撤销党内职务或者留党察看处分；情节严重的，给予开除党籍处分：（一）经商办企业；……

▶ 条文链接
《事业单位工作人员处分规定》第十九条
《中华人民共和国公职人员政务处分法》第三十六条

71. 泄露采购参数违纪吗?

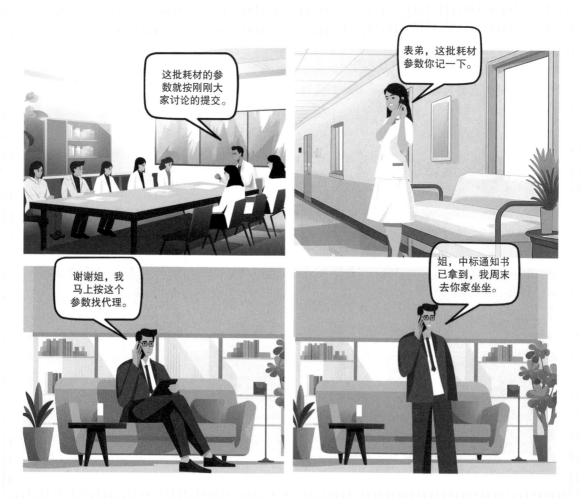

☆ 纪法解读

参数在医疗器械的招标采购中尤为重要，是供应商千方百计想提前掌握的关键信息。从查处的案件看，有个别参与采购项目的人员将尚未公开的参数等招标采购信息提前透露给其亲属或其他特定关系人，从而帮助投标人提前准备投标文件资料或事先拿到厂家授权，以此获得不正当竞争优势。

医院工作人员在悄悄把手中公权力或知悉的工作秘密当作帮助亲朋好友谋取利益的工具时，也不知不觉触犯了纪法的高压线。泄露了参数，最终也会曝光自己。

☆ 纪法依据

《中国共产党纪律处分条例》第一百零四条　利用职权或者职务上的影响，为配偶、子女及其配偶等亲属和其他特定关系人在审批监管、资源开发、金融信贷、大宗采购、土地使用权出让、房地产开发、工程招投标以及公共财政收支等方面谋取利益，情节较轻的，给予警告或者严重警告处分；情节较重的，给予撤销党内职务或者留党察看处分；情节严重的，给予开除党籍处分。

......

▶ 条文链接

《事业单位工作人员处分规定》第十九条

《中华人民共和国公职人员政务处分法》第三十三条

《中华人民共和国政府采购法》第七十二条

72. 医院闲置设备可以外借吗?

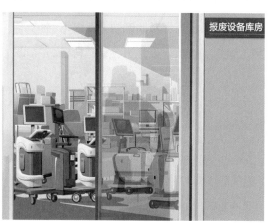

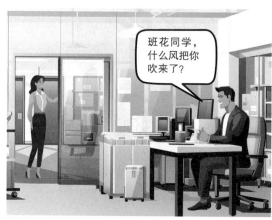

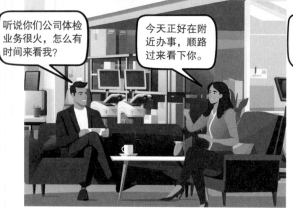

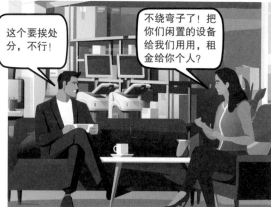

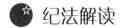 纪法解读

《医疗卫生机构医学装备管理办法》明确规定："公立医疗卫生机构处置医学装备，应当按照国有资产处置管理有关规定，严格履行审批手续，未经批准不得自行处理。"医院工作人员将闲置医疗设备外借并收取费用的行为属于将公物借给他人进行营利性活动，系违法行为，获利金额累计达到一定数额的，涉嫌构成贪污罪。

"苟非吾之所有，虽一毫而莫取"。医院干部职工要树立清晰的公私界限，公是公，私是私，真正做到公私分明。

⭐ 纪法依据

《中国共产党纪律处分条例》第一百一十二条 ……

占用公物进行营利活动的，给予警告或者严重警告处分；情节较重的，给予撤销党内职务或者留党察看处分；情节严重的，给予开除党籍处分。

将公物借给他人进行营利活动的，依照前款规定处理。

▶ 条文链接

《事业单位工作人员处分规定》第二十条

《中华人民共和国公职人员政务处分法》第三十三条

《中华人民共和国刑法》第三百八十二条

73. 红色旅游等于游山玩水吗?

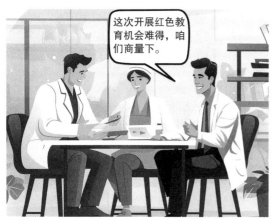

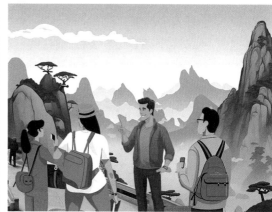

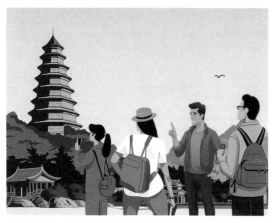

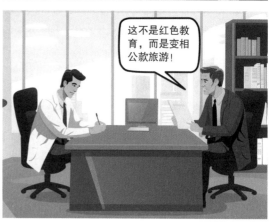

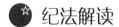

纪法解读

借红色教育名义变相公款旅游是"四风"问题隐形变异的一种表现。从查处的案例看，有的党组织以"红色旅游"的名义，用公款组织党员干部游山玩水；有的单位以"组织党员活动""接受革命传统教育"为名，舍近求远搞"红色旅游"。这些都使红色教育变形走样，不仅失去了红色教育的教育意义，还助长了公款旅游吃喝的不良风气，必须予以严惩。

各级党组织要切实把红色旅游当成是一个学习历史、陶冶情操、提高自身修养的过程，进一步严肃和规范红色教育，确保红色旅游不变色、不走样。

纪法依据

《中国共产党纪律处分条例》第一百一十五条　有下列行为之一，对直接责任者和领导责任者，情节较轻的，给予警告或者严重警告处分；情节较重的，给予撤销党内职务或者留党察看处分；情节严重的，给予开除党籍处分：（一）公款旅游或者以学习培训、考察调研、职工疗养等为名变相公款旅游；……

▶　条文链接
《事业单位工作人员处分规定》第十九条
《中华人民共和国公职人员政务处分法》第三十五条

74. 外出学习后可以绕道旅游吗?

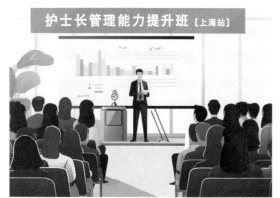

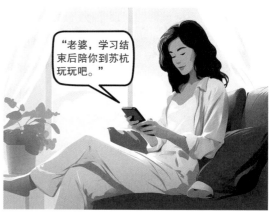

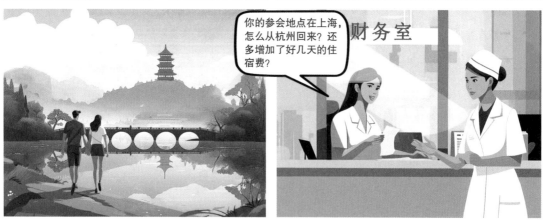

☆ 纪法解读

"绕道游"通常是借参加学术会议、公务外出之机，通过改变公务行程、延长差旅时间，绕道"看风景"，有的还通过虚报住宿天数等方式报销旅游费用。"绕道游"是公款旅游中最为典型的变异行为之一，暴露出个别党员干部没有守住纪律底线，在落实中央八项规定精神上打折扣、做选择。

歪风不刹，正气难扬。不仅广大党员干部要做到公私分明、廉洁自律，各单位也要加强和完善各项财务制度及相关备案审批制度，坚决杜绝拿公款"潇洒走一回"。

☆ 纪法依据

《中国共产党纪律处分条例》第一百一十五条　有下列行为之一，对直接责任者和领导责任者，情节较轻的，给予警告或者严重警告处分；情节较重的，给予撤销党内职务或者留党察看处分；情节严重的，给予开除党籍处分：……（二）改变公务行程，借机旅游；……

▶ 条文链接
《事业单位工作人员处分规定》第十九条
《中华人民共和国公职人员政务处分法》第三十五条

75. 借培训之机可以顺便游玩吗?

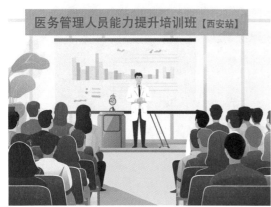

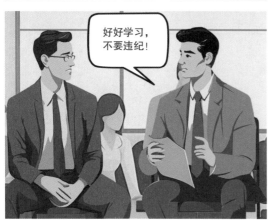

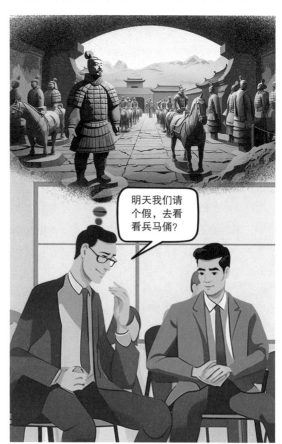

☆ 纪法解读

党的十八大以来，各地认真贯彻执行中央八项规定精神，公款旅游得到了有效遏制。但从近几年查处的案例看，仍然有部分人员心存侥幸，借外出培训之机，到一些风景名胜等景区游览参观，有的甚至还把额外发生的住宿、交通、门票、餐饮等费用整体打包一并报销，造成公私不分，既挥霍浪费了公款，又助长了不良风气。

广大党员干部职工在学习培训期间必须认真贯彻落实中央八项规定及其实施细则精神，始终牢记公款姓"公"，不该去的地方不去，该个人掏腰包的事，绝不能让公家买单。

☆ 纪法依据

《事业单位工作人员处分规定》第十九条 有下列行为之一的，给予警告或者记过处分；情节较重的，给予降低岗位等级处分；情节严重的，给予开除处分：……（五）用公款旅游或者变相用公款旅游的……

▶ 条文链接
《中国共产党纪律处分条例》第一百一十五条
《中华人民共和国公职人员政务处分法》第三十五条

76. 什么是超标准接待？

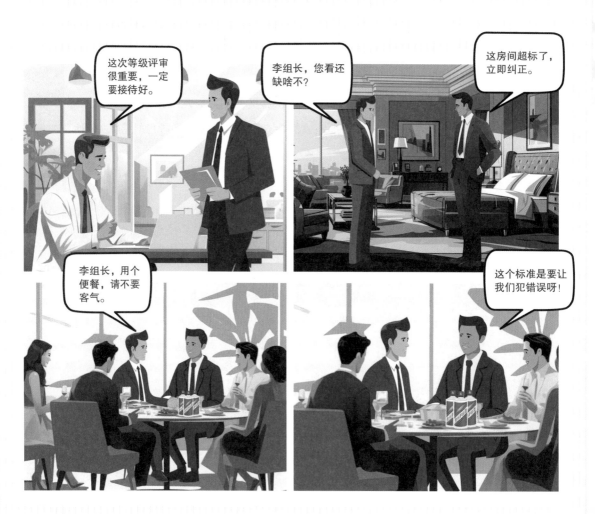

⭐ 纪法解读

超标准接待，指的是公务接待安排的迎送方式、陪同人数、活动场所、活动项目和活动方式、住宿、用餐以及出行活动的标准和范围超过了公务活动接待的规定标准，或者在公务接待活动中，接待单位在安排用餐时多次宴请，或者陪餐人数过多，或者超过用餐标准，提供高档菜肴或者野生保护动物制作的菜肴，提供香烟和高档酒水，或者使用私人会所、高消费餐饮场所接待等奢侈浪费行为。

公款姓公，一分一厘都不能乱花。在规定标准范围之内的接待是允许的，如果超标准接待，无论组织者还是参加者，无论接待方还是被接待方，都要受到纪律追究。

⭐ 纪法依据

《中国共产党纪律处分条例》第一百一十六条　违反接待管理规定，超标准、超范围接待或者借机大吃大喝，对直接责任者和领导责任者，情节较重的，给予警告或者严重警告处分；情节严重的，给予撤销党内职务处分。

▶ 条文链接
《党政机关厉行节约反对浪费条例》第五十九条、第六十条
《事业单位工作人员处分规定》第二十条
《中华人民共和国公职人员政务处分法》第三十五条

77. 公车私用是小节吗?

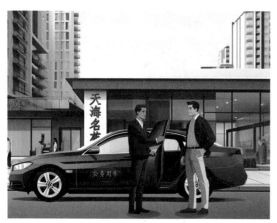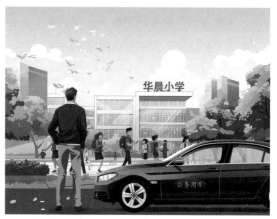

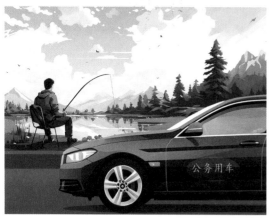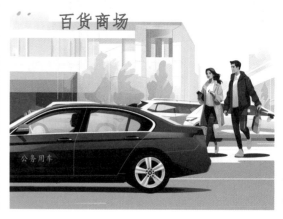

☆ 纪法解读

党的十八大以来，公务用车超标准、超范围配备等现象得到有效遏制，公车私用、滥用等不正之风日渐式微。但在一些单位，仍然有个别人员纪律意识淡薄，想方设法在公车的使用上"钻空子"。个别领导干部利用职务上的便利，以各种理由在本单位或直接管辖的下属单位长期"借用"公车归个人甚至家人使用，如使用公车接送子女上学、外出游玩购物等，在干部群众中造成恶劣影响。

公车私用，看似小节，实质上是官僚作风、特权思想的体现。"不虑于微，始成大患；不防于小，终亏大德。"

☆ 纪法依据

《中国共产党纪律处分条例》第一百一十七条　违反有关规定配备、购买、更换、装饰、使用公务交通工具或者有其他违反公务交通工具管理规定的行为，对直接责任者和领导责任者，情节较重的，给予警告或者严重警告处分；情节严重的，给予撤销党内职务或者留党察看处分。

▶ 条文链接
《事业单位工作人员处分规定》第二十条
《中华人民共和国公职人员政务处分法》第三十五条

78. 能在风景名胜区举办会议吗？

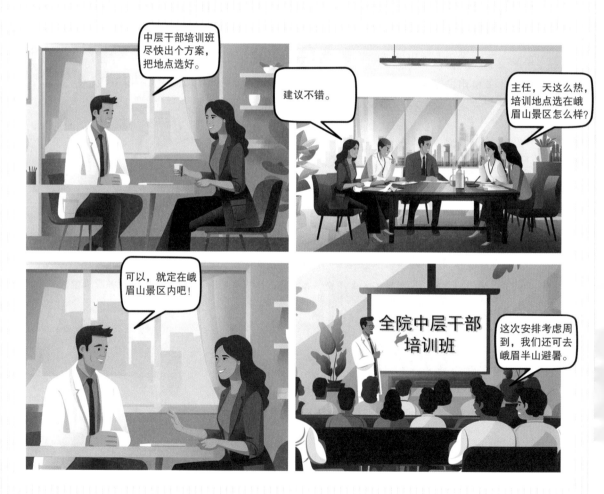

☆ 纪法解读

《关于严禁党政机关到风景名胜区开会的通知》《中央和国家机关会议费管理办法》等规定明确禁止在21个风景名胜区召开会议。把会议室搬到风景名胜区，不管目的是否单纯，名目是否正当，程序是否规范，都难逃以开会之名行享乐游玩之实的嫌疑。从公开通报的案例看，耗费巨资，借开会名义到景区游玩的违纪案件时有发生，属于典型的享乐主义和奢靡之风，不仅浪费国家财政资金，而且严重损害党和政府在人民群众心中的形象。

会议本就和风景无关。严格执行禁令，严禁以开会蹭风景，让"反四风"吹走景区会议的"腐败气息"，才能让会议返璞归真。

☆ 纪法依据

《中国共产党纪律处分条例》第一百一十八条　违反会议活动管理规定，有下列行为之一，对直接责任者和领导责任者，情节较重的，给予警告或者严重警告处分；情节严重的，给予撤销党内职务处分：（一）到禁止召开会议的风景名胜区开会；……

▶ 条文链接

《党政机关厉行节约反对浪费条例》第五十九条、第六十条

《事业单位工作人员处分规定》第二十条

《中华人民共和国公职人员职务处分法》第三十五条

79. 办公用房的配备和使用有规定吗？

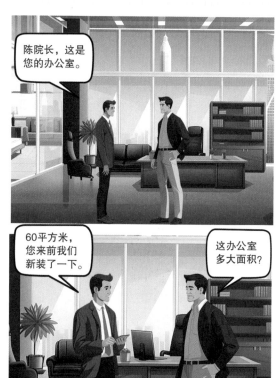

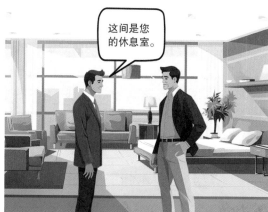

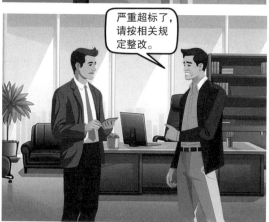

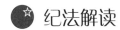 **纪法解读**

　　《党政机关办公用房建设标准》等规定对办公用房建筑面积、装饰装修、建筑配备等标准划出了一道不可逾越的"红线"，但仍有一些人心存侥幸，通过假隔断、增加桌椅、虚增人头等方式掩人耳目超标准配备、使用办公用房。领导干部超标准配备、使用办公用房表面上讲究的是某种规格或待遇，实质上是一种典型的奢靡之风。

　　"俭则约，约则百善俱兴；侈则肆，肆则百恶俱纵。"必要的办公用房作为基本的办公场所保障，必不可少。但每一间办公用房的建设，每一项办公设备的添加，都要慎重考虑是否符合标准要求，是否厉行勤俭节约要求，是否超越了纪律界限。

　纪法依据

　　《中国共产党纪律处分条例》第一百一十九条　违反办公用房管理等规定，有下列行为之一，对直接责任者和领导责任者，情节较重的，给予警告或者严重警告处分；情节严重的，给予撤销党内职务处分：……（二）超标准配备、使用办公用房；……

　　▶　条文链接
　《党政机关厉行节约反对浪费条例》第五十九条、第六十条
　《中华人民共和国公职人员政务处分法》第三十五条

80. 私下收取患者检查费是什么性质？

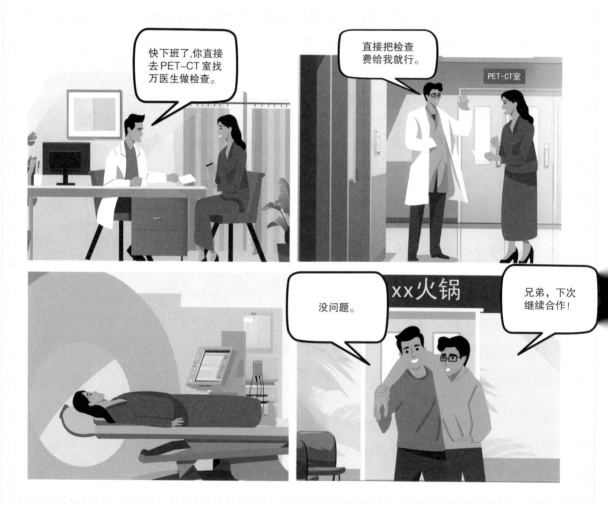

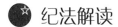

纪法解读

医务人员私自向患者收取检查费用，"肥"了自家腰包，"损"了公家利益，不仅损害医疗行业的信誉和形象，更是对患者身体健康和生命安全的严重不负责任，其行为严重违反医疗行业职业道德和法律法规规定。私下收费金额较大的，涉嫌构成职务侵占罪。

"医人先医心，勿成医者不自医。"医务人员要加强自身道德修养，严守纪律"底线"，不碰法律"高线"，坚守治病救人的信仰，保持悬壶救世的善心。

纪法依据

《事业单位工作人员处分规定》第十九条 有下列行为之一的，给予警告或者记过处分；情节较重的，给予降低岗位等级处分；情节严重的，给予开除处分：（一）贪污、索贿、受贿、行贿、介绍贿赂、挪用公款的；（二）利用工作之便为本人或者他人谋取不正当利益的；……

▶ 条文链接

《中国共产党纪律处分条例》第二十九条

《中华人民共和国公职人员政务处分法》第三十三条

《中华人民共和国医师法》第五十六条

《中华人民共和国刑法》第二百七十一条

81. 对待患者简单粗暴构成违纪吗?

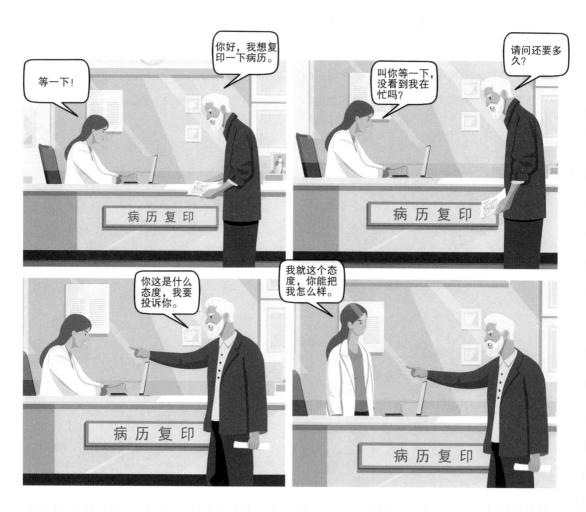

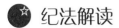 纪法解读

在群众心目中，医院是救死扶伤、治病救人的神圣场所。但个别医院工作人员群众观念淡漠，在群众面前"爆粗口""设障碍""显能耐"，对待群众态度恶劣、方法简单、作风粗暴，不仅影响医院声誉，更破坏和谐的医患关系。

民生无小事，枝叶总关情。医务工作者身处民生一线，直接和人民群众打交道，要切实树牢以患者为中心的理念，强化宗旨意识、群众意识、服务意识，涵养"心德""行德""口德"，将每一位患者都视为亲人对待。以心换心，方得真心。

⭐ 纪法依据

《中国共产党纪律处分条例》第一百二十六条　有下列行为之一，对直接责任者和领导责任者，情节较重的，给予警告或者严重警告处分；情节严重的，给予撤销党内职务或者留党察看处分：……（三）对待群众态度恶劣、简单粗暴，造成不良影响；……

▶ 条文链接
《事业单位工作人员处分规定》第二十一条
《中华人民共和国公职人员政务处分法》第三十八条

82. 贯彻执行上级决策部署不力该怎么处理？

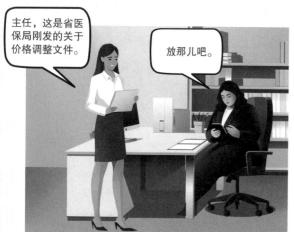

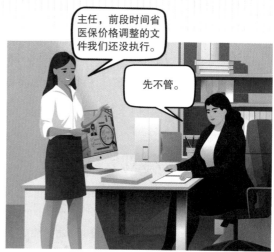

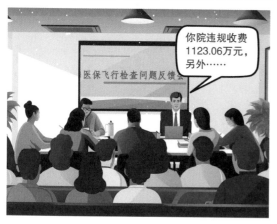

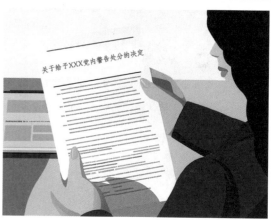

☆ 纪法解读

貫彻执行上级决策部署，是一个领导干部应有的思想自觉、政治自觉和行动自觉。但有的领导干部在工作中不负责任或疏于管理，执行上级部署存在"温差""落差""偏差"，导致政令不畅、执行不力，有的甚至造成严重损失。

"知责任者，大丈夫之始也；行责任者，大丈夫之终也。"新时代新征程呼唤新担当新作为，每一位党员领导干部都要把初心落在行动上、把使命担在肩膀上，坚定不移把党中央和上级的决策部署和文件精神落到实处，在其位谋其政，任其职尽其责。

☆ 纪法依据

《中国共产党纪律处分条例》第一百三十条　工作中不负责任或者疏于管理，贯彻执行、检查督促落实上级决策部署不力，给党、国家和人民利益以及公共财产造成较大损失的，对直接责任者和领导责任者，给予警告或者严重警告处分；造成重大损失的，给予撤销党内职务、留党察看或者开除党籍处分。

......

▶ 条文链接

《事业单位工作人员处分规定》第十八条

《中华人民共和国公职人员政务处分法》第三十九条

83. 设备长期闲置会被问责吗?

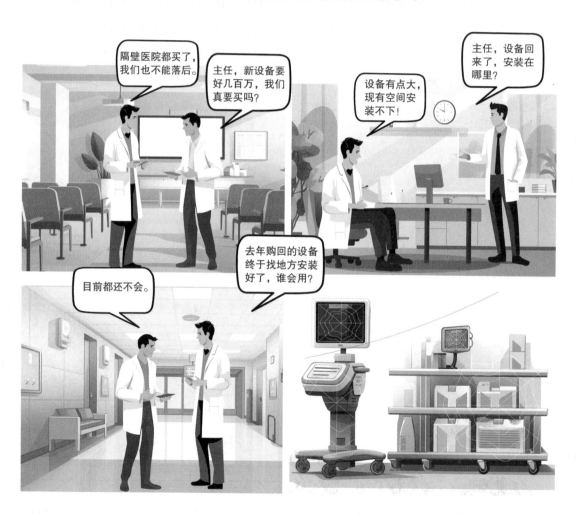

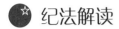 纪法解读

　　先进的医疗设备是医院为患者提供高质量医疗服务的保障，但过分夸大设备的作用、随意采购不需要的设备也会造成巨大的浪费。现实中，就存在有医院因前期论证不充分，设备购入后因场地无法满足安装条件或无人能操作使用等，导致设备闲置的问题。如导致国有资产遭受重大损失，相关人员将会被追责问责，情节严重的，涉嫌构成玩忽职守罪。

　　设备不必攀比，采购一定量力。国资不能闲置，浪费要被问责。

纪法依据

　　《事业单位工作人员处分规定》第二十条　有下列行为之一的，给予警告或者记过处分；情节较重的，给予降低岗位等级处分；情节严重的，给予开除处分：……（四）挥霍、浪费国家资财或者造成国有资产流失的；……

　　▶　条文链接
　　《中国共产党纪律处分条例》第一百三十条
　　《中华人民共和国公职人员政务处分法》第三十九条
　　《事业单位国有资产管理暂行办法》第八条
　　《中华人民共和国刑法》第三百九十七条

84. 领导干部调研走过场算不算违纪？

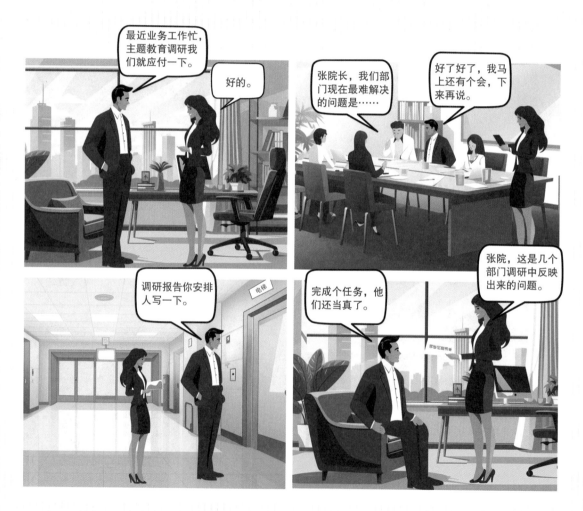

☆ 纪法解读

调查研究是我们党一种重要和基本的工作方法，是了解掌握实情、把握事物规律、指引工作有序开展的不二法宝。从查处的案例看，有的领导干部搞调查研究"纸上谈兵"，有的"浅尝辄止"，有的"虎头蛇尾"，"坐而论道、空谈主义""调而不研、研而无果"，看起来如火如荼，忙前忙后，实则一地鸡毛、原地空转。

"涉浅水者得鱼虾，涉深水者得蛟龙。"党员领导干部要自觉坚守实事求是的生命线，做任何工作都要沉下身子、大兴求真务实之风，做到"四不两直"、真调实研，把情况摸清、把问题找准、把对策提实，确保工作见真章、出实绩。

☆ 纪法依据

《中国共产党纪律处分条例》第一百三十二条　有下列行为之一，造成严重损害或者严重不良影响的，对直接责任者和领导责任者，给予警告或者严重警告处分；情节较重的，给予撤销党内职务或者留党察看处分；情节严重的，给予开除党籍处分：……（三）脱离实际，不作深入调查研究，搞随意决策、机械执行；……

▶ 条文链接
《中华人民共和国公职人员政务处分法》第三十九条

85."打太极""踢皮球"也算违纪?

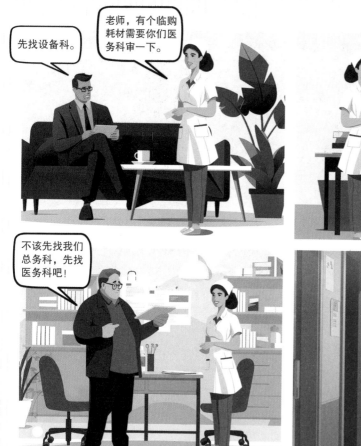

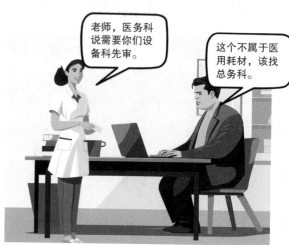

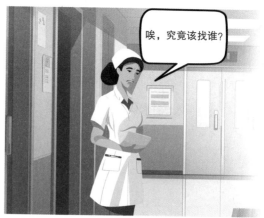

☆ 纪法解读

梳理发生在医院内的作风问题，类似"打太极""踢皮球"的现象并不少见，反映出工作人员作风不实、不担当、不作为。这些问题看似不大，实则危害无穷，既影响医院运行效率，也损害患者权益。

对医院行政后勤工作人员来说，服务好临床是责任、是义务，若是你推我让"打太极"，你来我往"踢皮球"，该挨的"板子"终会来。

☆ 纪法依据

《中国共产党纪律处分条例》第一百三十二条 有下列行为之一，造成严重损害或者严重不良影响的，对直接责任者和领导责任者，给予警告或者严重警告处分；情节较重的，给予撤销党内职务或者留党察看处分；情节严重的，给予开除党籍处分：……（六）工作中其他形式主义、官僚主义行为。

▶ 条文链接
《事业单位工作人员处分规定》第十八条
《中华人民共和国公职人员政务处分法》第三十九条

86. 在采购中"打招呼"该怎么定性？

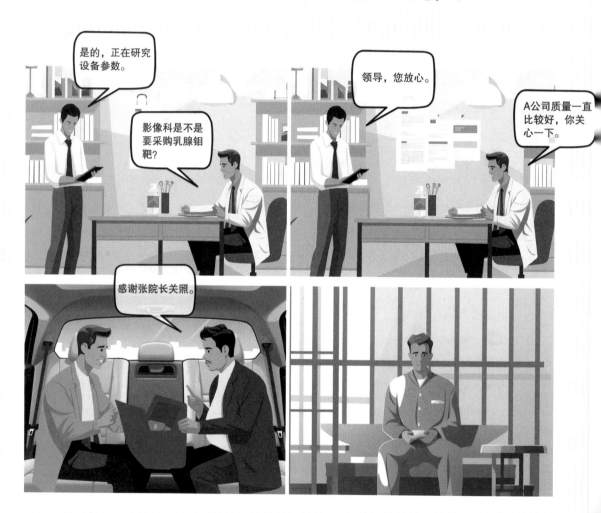

☆ 纪法解读

"打招呼"往往与人情相伴相生，在看似不经意的"招呼"背后，总有权力与利益盘根错节的影子。"打招呼"走的是潜规则路线，潜规则大行其道，制度必将成为一纸空文。从近年来查办的案件看，通过向相关人员"打招呼"等方式为他人谋取非法利益而落马的医院领导干部不在少数，发人深思。

"打招呼"，实际上就是权力滥用的延伸，是特权思想的外化。只有心存戒惧，敬畏手中的权力，才能行稳致远，不在"招呼声"中翻车。

☆ 纪法依据

《中国共产党纪律处分条例》第一百四十一条　违反有关规定干预和插手市场经济活动，有下列行为之一，情节较轻的，给予警告或者严重警告处分；情节较重的，给予撤销党内职务或者留党察看处分；情节严重的，给予开除党籍处分：（一）干预和插手建设工程项目承发包、土地使用权出让、政府采购、房地产开发与经营、矿产资源开发利用、中介机构服务等活动；……

▶ 条文链接

《事业单位工作人员处分规定》第十八条

《中华人民共和国公职人员政务处分法》第三十九条

《中华人民共和国刑法》第三百八十五条

87. 泄密是小事吗？

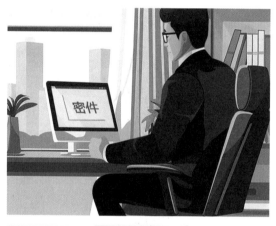

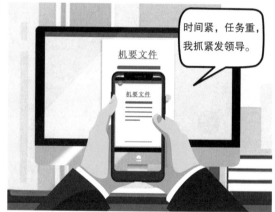

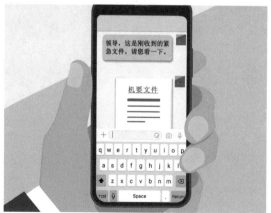

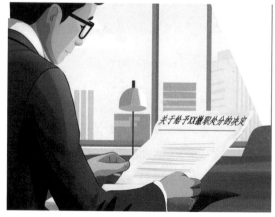

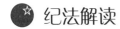

纪法解读

保密工作是党和国家的一项特殊重要工作，自觉遵守保密纪律既是党纪国法的要求，也是党员干部的义务。但是，一些党员干部和公职人员漠视保密纪律，有的泄露干部选拔任用、纪律审查、巡视巡察等尚未公开事项或者其他应当保密的内容，有的泄露工作中掌握的内幕信息等，在不自觉中破纪破法，情节严重的还可能涉嫌犯罪。

保密无小事，言行莫大意。日常生活中，涉密人员发送的一张图片、交谈中的一句话都有可能造成泄密，保密这根"弦"要时刻紧绷，须臾不能松。

纪法依据

《中国共产党纪律处分条例》第一百四十四条 泄露、扩散或者打探、窃取党组织关于干部选拔任用、纪律审查、巡视巡察等尚未公开事项或者其他应当保密的内容的，给予警告或者严重警告处分；情节较重的，给予撤销党内职务或者留党察看处分；情节严重的，给予开除党籍处分。

……

▶ 条文链接

《事业单位工作人员处分规定》第十八条

《中华人民共和国公职人员政务处分法》第三十九条

《中华人民共和国刑法》第三百九十七条、第三百九十八条

88. 师生之间发生不正当关系该怎么处理？

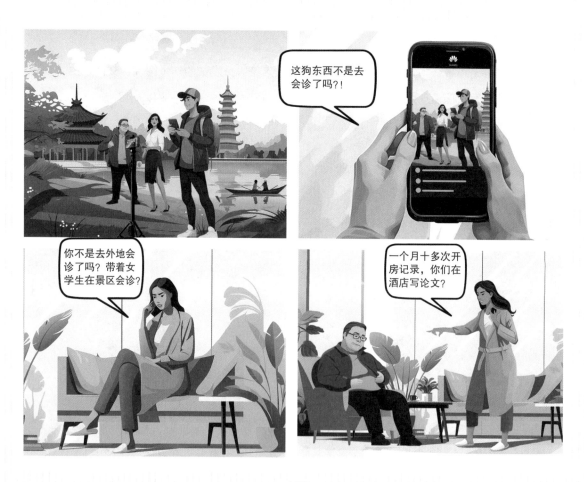

☆ 纪法解读

近年来，高校教师与学生之间发生不正当关系的舆情时有发生，引发社会热议。如果发生上述问题，不论是双方自愿与否，也不论是否利用从属关系，都违反了教师的职业道德操守，属于典型的师德败坏、师风不正。

教书育人、立德树人是教师的神圣职责。《新时代高校教师职业行为十项准则》明确"不得与学生发生任何不正当关系。"医务人员对研究生、规培生、进修生的各种带教行为同样要遵守相关规定，时刻铭记医德和师德底线，以医德为本，以师德塑魂。

☆ 纪法依据

《中华人民共和国教师法》第三十七条　教师有下列情形之一的，由所在学校、其他教育机构或者教育行政部门给予行政处分或者解聘：……（三）品行不良、侮辱学生，影响恶劣的。教师有前款第（二）项、第（三）项所列情形之一，情节严重，构成犯罪的，依法追究刑事责任。

▶ 条文链接

《中国共产党纪律处分条例》第一百五十一条

《事业单位工作人员处分规定》第二十二条

《教师资格条例》第十九条

89. 公立医院如何合规接受捐赠?

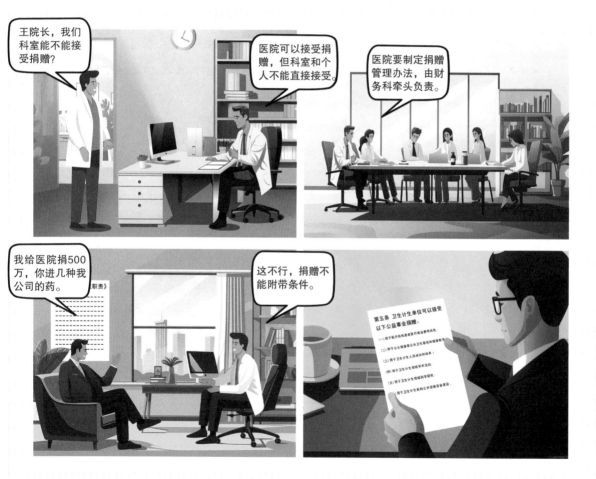

☆ 纪法解读

公立医院可以接受捐赠。国家鼓励国内外自然人、法人和其他组织自愿无偿向公立医院提供资金、物资等形式的公益性支持和帮助。

公立医院接受捐赠的六个注意事项：

一、医院应明确统一接受捐赠的部门，医院其他部门或个人一律不得直接接受。其他部门或个人接受所谓的"捐赠"，可能涉嫌违纪违法。

二、接受捐赠和使用管理应由医院班子集体研究决定。

三、必须遵守自愿和无偿原则，捐赠不能与医院采购物品或服务挂钩。如"捐赠"设备后向医院销售配套的专机专用耗材、试剂属于规避招标采购程序的违规行为。

四、捐赠应签订书面捐赠协议，协议应明确捐赠财产的种类、数量、质量和价值。

五、接受捐赠的财物可用于人员培训和培养、学术活动、公共设施设备建设等。

六、捐赠财物全部纳入单位财务集中统一管理，单独核算，并接受捐赠人的监督。

具体规定，可详见《中华人民共和国公益事业捐赠法》和《卫生计生单位接受公益事业捐赠管理办法（试行）》。

90. 患者所送红包、财物如何处理？

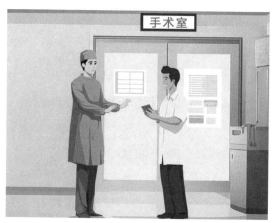

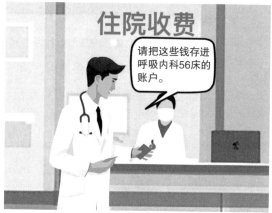

请把这些钱存进呼吸内科56床的账户。

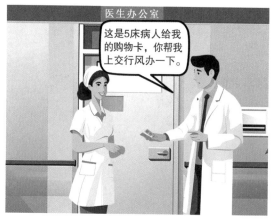

这是5床病人给我的购物卡，你帮我上交行风办一下。

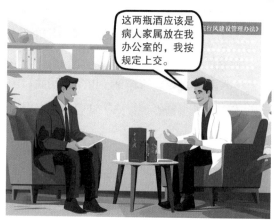

这两瓶酒应该是病人家属放在我办公室的，我按规定上交。

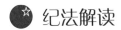 **纪法解读**

《九项准则》明确规定：严禁索取或者收受患者及其亲友的礼品、礼金、消费卡和有价证券、股权、其他金融产品等财物。拒收红包、财物是绝大部分医务人员自觉的选择，但现实中往往存在当场不便拒收、事后退还无门等情况。在当场无法拒收的情况下，可区分所送财物种类、赠送人是否明确，分别作以下处理。

一、关于红包。医务人员收到红包，应及时退还或转存到患者住院预交金账户。退还红包要有科室其他人员见证，转存患者账户的要保留好凭证。不清楚赠送人的，及时上交医院医德医风管理部门。

二、关于礼品、消费卡和有价证券等财物。例如商场购物卡、金银首饰、香烟、酒、茶叶、化妆品等，及时退还给赠送人仍然是第一选择。不清楚赠送人的，及时上交医院医德医风管理部门。

三、关于鲜活类礼品。例如鸡、鸭、鱼、水果等保存周期短、易变质、价值较低的食物类礼品，无法当面退还的，可以按照市场价格折价退还赠送人。不清楚赠送人的，可由医院医德医风管理部门与医院食堂建立专项采购通道，由医院食堂收购，收购价款按规定处理；也可由医院医德医风管理部门与当地民政部门建立相关机制，及时捐赠给社会福利机构。

总之，医疗机构可以根据实际情况，按照当地纪委监委和主管部门的相关规定，制定方便、可行的操作办法，切勿让处理患者赠送财物成为医务人员的经济负担和工作负担。

91. 如何合规接待医药代表?

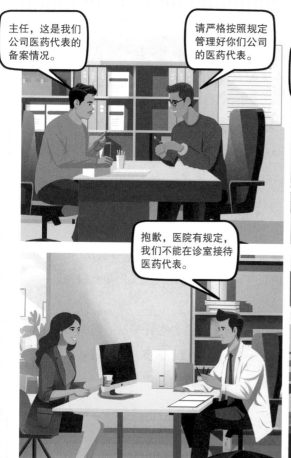

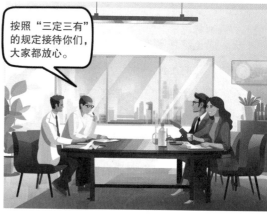

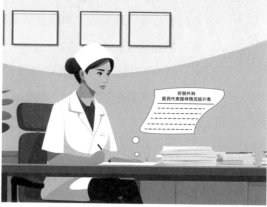

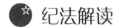 **纪法解读**

根据国家药监局《医药代表备案管理办法（试行）》规定，医药代表经过平台备案，征得医疗机构同意，可以在医疗机构当面与医务人员和药事人员沟通，开展学术推广等活动。医疗机构规范接待医药代表，需要注意以下几个方面。

一是医院应该指定相关部门，统一负责查验核对医药代表备案信息，管理、监督医药代表在院活动。科室也可以指定专人负责医药代表来科室开展活动的预约、登记、记录等工作。

二是按照"三定三有"原则接待医药代表，《全国医疗机构及其工作人员廉洁从业行动计划（2021—2024年）》明确规定，医药代表院内拜访医务人员，要明确接待时间、地点和人员，做到接待有预约、有流程、有记录。

三是医务人员或药事人员未经单位同意，不得擅自接待医药代表。在接待过程中，如果医药代表存在以下行为的，应当立即停止接待，同时向医德医风部门报告：实施药品销售；统计医生个人开具的药品处方数量；对医疗机构内设部门和个人直接提供捐赠、资助、赞助；误导医生使用药品，夸大或者误导疗效，隐匿药品已知的不良反应信息或者隐瞒医生反馈的不良反应信息；以及有其他干预或者影响临床合理用药的行为。

《医药代表备案管理办法（试行）》中明确医药代表是从事药品信息传递、沟通、反馈的专业人员，并没有包括耗材、试剂、设备厂家等相关人员，对于上述广义上的医药代表，也应该参照《医药代表备案管理办法（试行）》进行管理。

92. 医生能否经商办企业？

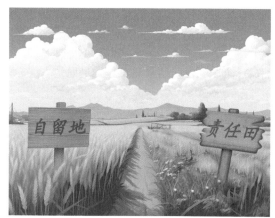

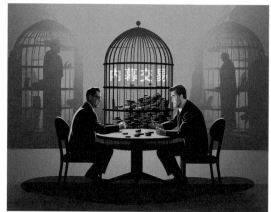

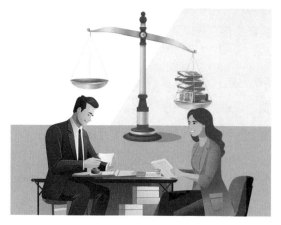

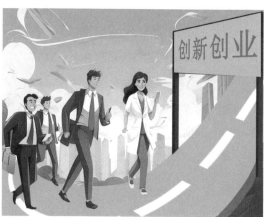

☆ 纪法解读

中共中央、国务院《关于进一步制止党政机关和党政干部经商、办企业的规定》（中发〔1986〕6号）中明确：党政机关，包括各级党委机关和国家权力机关、行政机关、审判机关、检察机关以及隶属这些机关编制序列的事业单位，一律不准经商办企业。……在职干部职工一律不许停薪留职去经商、办企业。2017年，人力资源和社会保障部《关于支持和鼓励事业单位专业技术人员创新创业的指导意见》明确：国家支持和鼓励专业技术人员，经本单位同意，合理利用时间，到与本单位业务领域相近企业、科研机构、高校、社会组织等兼职，或者利用与本人从事专业相关的创业项目在职创办企业。该指导意见的出台，为公立医院中的专业技术人员经商办企业"开了口子"，但对于公立医院中的领导干部和一般公职人员而言，仍然禁止经商办企业。

医生等专业技术人员可以在合规的前提下经商办企业，但应当注意以下几点：

一是不得占用单位工作时间，保证履行本单位岗位职责，完成本职工作。

二是不得利用知悉或者掌握的内幕信息谋取利益。

三是不得利用职权及其影响力、职务便利谋取利益。

四是不得利用职权或工作上形成的便利条件与本单位发生业务往来。

五是不得有任何其他损害或侵占本单位合法权益的行为。

93. 遇到医闹怎么办?

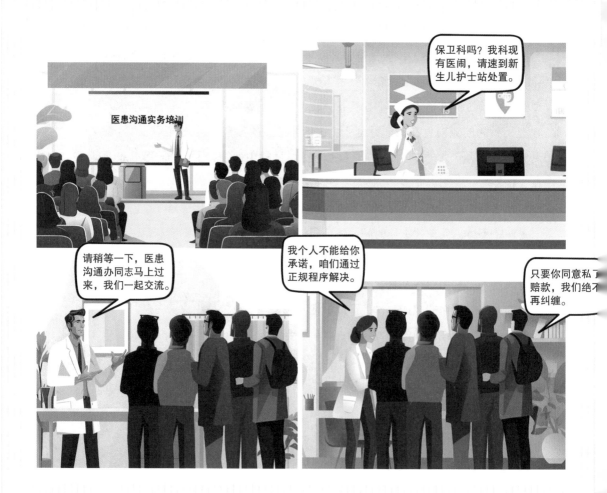

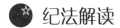 纪法解读

近年来，医闹时有发生，甚至有医务人员付出生命的代价……面对"医闹"，医务人员该如何自我保护呢？建议大家做到"三要"和"三不要"。

三要：

一要及时通知保卫部门。面对患者及患者家属情绪激烈或聚众滋事等极端行为，应当及时通知保卫部门、医患沟通部门，及时采取控制和防范措施，同时向公安机关报警。

二要避免人身伤害。如果公共利益、医务人员及其他患者的人身、财产和其他权利受到正在进行的不法侵害或者危险，可以进行正当防卫或者紧急避险，维护合法权益。

三要维护合法权益。如果医务人员的人身权利和财产权利受到侵害的，医疗机构要全力帮助和支持医务人员运用法律武器，维护合法权益。

三不要：

一是不要争论置气。医务人员应与医闹人员进行良好沟通，且应仅限对医疗业务进行解释沟通，要管控好自己的情绪，切勿争吵、激化矛盾。

二是不要单独面对。对于情绪激烈、有极端行为的医闹人员，在医患沟通部门、安保人员尚未到达现场前，涉事医务人员应当避免单独与医闹人员沟通，要及时报告现场负责人，安排换人沟通。

三是不要私下承诺。涉事医务人员对具体纠纷事宜，切勿私下协商解决，应当劝告患者及家属依法维权，同时也用法律武器保护自己。

94. 遇到恶意投诉怎么办?

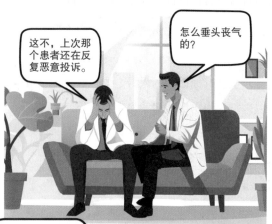

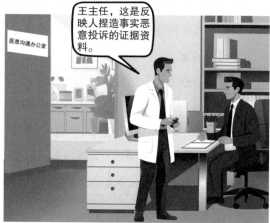

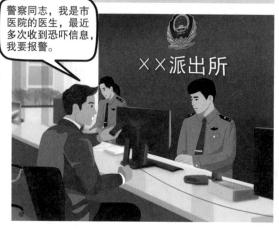

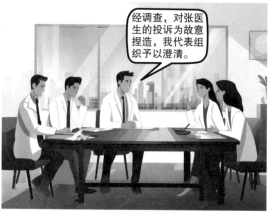

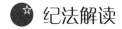

纪法解读

医院和医务人员应该积极面对、妥善处理各方建议或投诉，这对于改善医疗服务至关重要。但有的投诉完全是捏造事实，对医务人员进行诬告诽谤，纯属为发泄不满情绪或其他目的，严重影响被投诉人的工作和生活。面对这样的情况，应该如何处理呢？

一、保留证据，及时报告。如果发生上述情况，医务人员可以通过截图、录音等方式保留证据，及时向医患沟通部门报告相关情况，请求给予帮助。如果恶意投诉人是公职人员的，可以向相关部门反映有关情况。

二、果断报警，制止违法。如果投诉人写恐吓信或者以其他方法威胁人身安全，或者公然侮辱，捏造事实诽谤，或者发送侮辱、恐吓或者其他信息达3次及3次以上，或者偷窥、偷拍、散布隐私等，果断报警处理。

三、依法维权，追究责任。依据《民法典》《刑法》等相关规定，追究当事人民事侵权责任、刑事责任，维护自身合法权益。

医疗机构对于单位职工遭遇恶意投诉的，要依法依规维护好职工合法权益。同时，可以建立援助机制，通过心理减压、支持起诉维权、适时公开澄清等，减轻职工心理负担，降低社会影响。

95. 医院监察对象的范围有哪些?

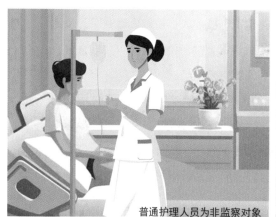
普通护理人员为非监察对象

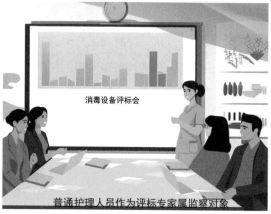
消毒设备评标会

普通护理人员作为评标专家属监察对象

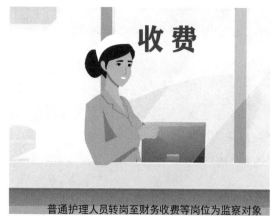
普通护理人员转岗至财务收费等岗位为监察对象

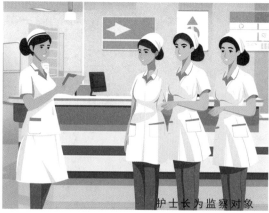
护士长为监察对象

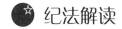 **纪法解读**

《中华人民共和国监察法》明确规定：公办的教育、科研、文化、医疗卫生、体育等单位中从事管理的人员属于监察对象。

具体而言，公立医院的监察对象可以分为五类：

一、公立医院及其直属单位的领导班子成员。

二、公立医院及其直属单位的中层管理人员。比如，内设机构正职、副职，临床科室主任、科护士长等。

三、公立医院及其直属单位中的基层管理人员，包括行政后勤部门管理岗位的全体工作人员。比如，会计、出纳人员，采购、基建部门人员等。

四、临时从事与职权相联系的管理事务，包括依法组建的评标委员会、询价采购中询价小组的组成人员以及各类具有管理职能的专家委员会成员，在招标、政府采购等事项的评标或者采购活动中，利用职权实施的职务违法和职务犯罪行为，监察机关也可以依法调查。

五、从事与职权相联系的管理事务的其他职员。比如，负责管理药品、耗材的技师和护士，利用职权实施的职务违法和职务犯罪行为，监察机关也可以依法调查。

总之，判断一个人是否属于监察对象的标准，主要是其是否行使公权力，所涉嫌的职务违法或者职务犯罪是否损害了公权力的廉洁性。

96. 党费的使用范围有哪些?

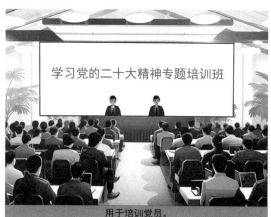

用于培训党员。

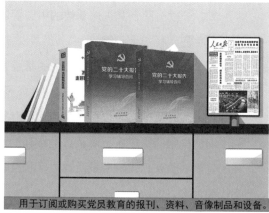

用于订阅或购买党员教育的报刊、资料、音像制品和设备。

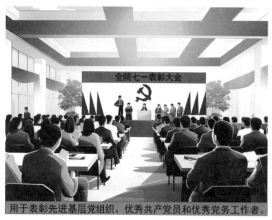

用于表彰先进基层党组织、优秀共产党员和优秀党务工作者。

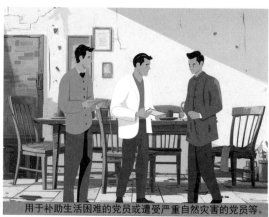

用于补助生活困难的党员或遭受严重自然灾害的党员等。

★ 纪法解读

党费必须用于党的活动。党组织收到上级党组织拨付的党费，要严格按照《关于中国共产党党费收缴、使用和管理的规定》使用，坚持"统筹安排、量入为出、收支平衡、略有结余"原则，做到专款专用。主要用于五个方面：

一、培训党员；

二、订阅或购买用于开展党员教育的报刊、资料、音像制品和设备；

三、表彰先进基层党组织、优秀共产党员和优秀党务工作者；

四、补助生活困难的党员；

五、补助遭受严重自然灾害的党员和修缮因灾受损的基层党员教育设施。

党费与党建活动经费不同。党费不得列支应由党建活动经费支付的城市间交通费、住宿费、伙食费、讲课费、租车费等费用。从查处的案例看，存在采取虚报冒领、重复报账、收取党费不入账等方式套取党费，利用职务便利挪用党费，用党费支出景点门票费用，购买电影兑换券、纪念品、高档香烟等问题，这些都属于违规违纪行为。

97. 事业单位工作人员被处分的影响有哪些?

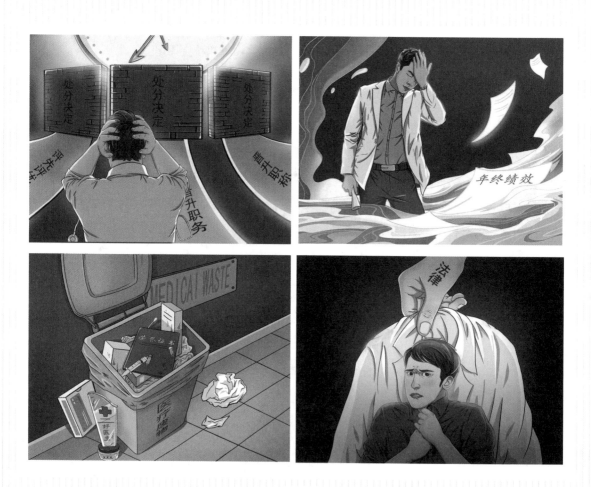

☆ 纪法解读

2023年11月6日，《事业单位工作人员处分规定》颁布实施，对事业单位工作人员处分有关事宜作出明确规定。

事业单位工作人员处分的种类为：警告、记过、降低岗位等级、开除。

事业单位工作人员受到警告处分的，在作出处分决定的当年，参加年度考核，不能确定为优秀档次；受到记过处分的当年，受到降低岗位等级处分的当年及第二年，参加年度考核，只写评语，不确定档次。

事业单位工作人员在受处分期间，不得聘用到高于现聘岗位和职员等级。

事业单位工作人员受到记过以上处分的，在受处分期间不得参加专业技术职称评审或者工勤技能人员职业技能等级认定。

已经退休的事业单位工作人员退休前或者退休后有违规违纪违法行为应当受到处分的，不再作出处分决定，但是可以对其立案调查；依规依纪依法应当给予降低岗位等级以上处分的，应当按照规定相应调整其享受的待遇。

事业单位中的公职人员，适用《中华人民共和国公职人员政务处分法》。

98. 从轻、减轻和从重、加重的情节有哪些？

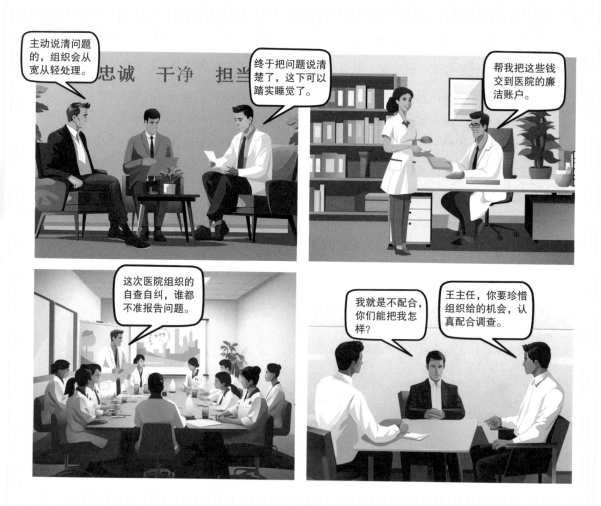

☆ 纪法解读

人非圣贤，孰能无过？对于公职人员来说，犯错本身并不可怕，可怕的是知错不改、一错再错。纵观党纪国法规定，不论是从轻或者减轻处分情节，还是从重或者加重处分情节，二者从正、反两个方面促使违纪违法人员知错悔错，体现了"坦白从宽"的政策理念。

从轻或者减轻处分情节，包括鼓励行为人主动交代，配合审查调查，检举揭发，主动挽回损失、消除不良影响或者有效阻止危害结果发生，主动上交违纪所得或退赔违法所得等。如，在医药领域腐败问题集中整治的自查自纠期间，珍惜组织给予的机会，主动说清问题的，可以从轻或者减轻处分。

从重或者加重处分情节，则反映出行为人主观恶性大，知错不改，屡教不改，需要严厉处理。如强迫、唆使他人违纪违法，拒不上交或者退赔违纪违法所得，处分后不思悔改又故意违纪违法等。

真心悔错，是违纪违法人员争取宽恕的基础。如果交代问题避重就轻、混淆视听，退赔或者上交违纪所得有所保留，甚至一边悔错、一边继续实施违纪行为，都不是真心忏悔。

"迷途知返，往哲是与，不远而复，先典攸高。"违纪违法人员，只有积极配合组织调查、主动交代问题、降低危害后果、争取组织从宽处理，才是唯一正确的出路。

99. 党员干部退休后有哪些从业限制?

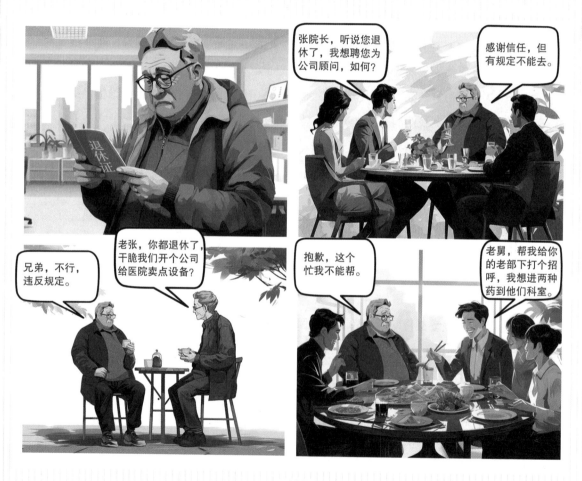

☆ 纪法解读

一般来说，党员领导干部离职或退休后，身体条件允许的可以从事一些经营活动或社会活动，只要与其原任职务管辖地区或和业务范围没有关联即不受约束。但同时，党员领导干部离职或者退休后，他们原有的职权还会在一定范围一定时期内产生影响或者发挥作用。执纪实践中，党员领导干部离职或者退休后，利用其在职期间的职权影响和所掌握的公共资源与民争利，谋取非法利益的情况并不鲜见，有的甚至造成了严重不良影响。

根据有关规定，党员领导干部离职或者退休后三年内，不得接受原任职务管辖的地区和业务范围内的民营企业、外商投资企业和中介机构的聘任；不得从事与原任职务管辖业务相关的营利性活动。

党员领导干部退休后，如果利用原职权或者地位形成的便利条件，为请托人谋取不正当利益，收受请托人财物，则长期禁止。党员领导干部退休，并不意味着脱离组织的监督和纪法的约束，应恪守党性原则、严守党纪法规，做到在职与不在职一个样，离岗不离党，退休不褪色。

100. 参加学术会议的注意事项有哪些?

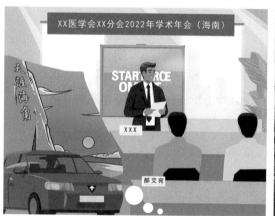

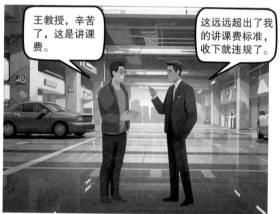

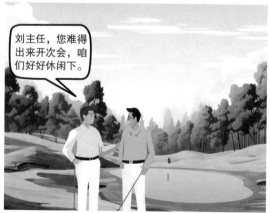

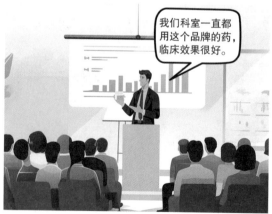

☆ 纪法解读

医药行业的学术会议是学术交流、经验分享、促进医药技术进步和创新发展的重要平台。国家大力支持、积极鼓励医务人员参加规范的学术会议。执纪实践中，确实存在一些编造虚假学术会议的名头，进行违规违法利益输送，或者违规将学术会议赞助费私分等不法行为。医务人员参加学术会议等活动要注意以下几个方面：

一、不得违反中央八项规定精神，如超标准乘坐交通工具、会议期间借机旅游、到禁止召开会议的风景名胜区开会等。

二、不得由厂家、经销商私下赞助交通、住宿、会务费用。

三、不得收取明显高于行业平均水平的讲课费。

四、不得接受供应商宴请、娱乐等活动安排。

五、不得擅自延长在境外期限，擅自变更行程路线。

六、不得参加以某医药产品的推荐、采购、供应或使用为交换条件的推广活动。

七、不得公开发表违背四项基本原则的言论、妄议党中央大政方针、丑化党和国家形象。

医学学术会议，干干净净才有底气，才能不离初衷。

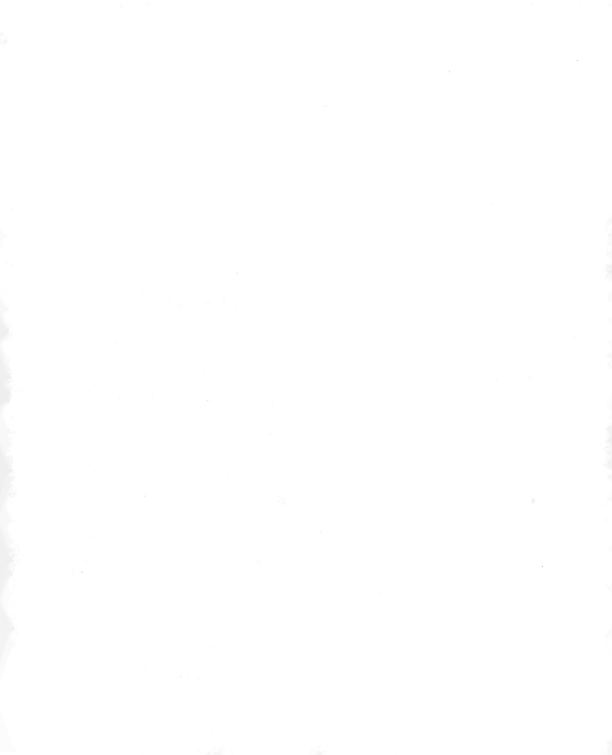